医学检验基础与临床应用

王　朋　等　主编

汕頭大學出版社

图书在版编目（CIP）数据

医学检验基础与临床应用 / 王朋等主编. -- 汕头：
汕头大学出版社，2022.12
　ISBN 978-7-5658-4901-5

　Ⅰ．①医… Ⅱ．①王… Ⅲ．①临床医学－医学检验
Ⅳ．①R446.1

中国版本图书馆CIP数据核字（2022）第257564号

医学检验基础与临床应用

YIXUE JIANYAN JICHU YU LINCHUANG YINGYONG

主　　编：王　朋　等
责任编辑：黄洁玲
责任技编：黄东生
封面设计：瑞天书刊
出版发行：汕头大学出版社
　　　　　广东省汕头市大学路 243 号汕头大学校园内　邮政编码：515063
电　　话：0754-82904613
印　　刷：廊坊市海涛印刷有限公司
开　　本：710 mm×1000 mm　1/16
印　　张：7
字　　数：110 千字
版　　次：2022 年 12 月第 1 版
印　　次：2023 年 4 月第 1 次印刷
定　　价：128.00 元
ISBN 978-7-5658-4901-5

前　言

随着检验技术的不断发展，临床检验学无论是在深度还是广度方面均取得了令人瞩目的进展，临床检验的结果早已大大超出单纯的辅助临床诊断的范畴，在疾病的预防、诊断、疗效观察和判断预后等方面发挥着越来越重要的作用。这一变化对检验医学工作者提出了更高的要求，它要求检验医学工作者不断扩大自己的知识面，时时关注和学习新知识，更新旧观念并改进技术，把有限的实验数据变为高效的诊断信息，更多、更直观地参与临床疾病的诊断和治疗。

为了适应临床检验学发展的需要，使医务工作者全面了解检验医学的发展，以适应医学科学的要求，赶上现代医学发展的步伐，现组织国内知名检验学专家收集有关检验医学临床应用的书籍、刊物和研究成果等资料，编著了此书，供临床医师和检验医学工作者参考所用。在本书编写过程中，笔者参阅了大量国内外文献，在此一并向原著作者表示感谢。笔者对编写内容虽经过了反复研究和讨论，并反复审阅，几经修改，但由于时间仓促加之水平有限，书中难免有疏漏与不足之处，敬请同道批评指正。

编者

目　录

第一章　检验标本的采集方法

第一节　常规标本采集

一、尿液

（一）清洁的中段尿

留取早晨第一次尿液，用清水清洗会阴部，消毒会阴部和尿道口，用无菌干棉球擦干消毒剂，弃去开始的尿液，以冲刷尿道口的细菌，留取中段尿10～20 mL，直接排入专用的无菌广口容器中。

（二）导尿管尿

（1）先夹住导尿管，用酒精消毒采样部位，用无菌注射器穿刺导尿管吸取尿液。操作时应防止混入消毒剂，注意不能从尿液收集袋中采集尿液。

（2）采用无菌操作将导尿管直接经尿道插入膀胱，获取膀胱尿液，可减少尿液样本污染，准确反映膀胱受感染情况。

（三）耻骨上膀胱穿刺

使用无菌注射器直接从耻骨联合与脐连线上高于耻骨联合 2 cm 处刺入膀胱吸取尿液。

（四）回肠造口导管尿

摘除导管，弃去里面的尿液，清洁吻合口。将导尿管插入清洁的吻合口，直至筋膜的深度，收集尿液。

二、粪便

患者在干燥清洁便盆（避免使用坐式或蹲式马桶）内自然排便后，挑取有脓血、黏液部分的粪便 2～3 g（液体粪便则取絮状物 1～3 mL）放入无菌便盒内送检。一般排便时间以晨起第一次排便为主。如果是存在有严重排便障碍的患者，用肥皂水将肛门周围洗净，将沾有无菌生理盐水的棉拭子插入肛门 4～5 cm。棉拭子与直肠黏膜表面接触，轻轻旋转拭子，可明显在拭子上见到粪便。将带有粪便标本的棉拭子插入运送培养基。

三、痰液

采集时尽量以早晨第一口痰为好，让患者先用清水漱口，用尽最大力气咳出气管深处的痰液放入灭菌容器内，注意不要混入鼻腔内的分泌物，采集痰液后及时送检。如果给孩子取痰液，可以先用压舌板压住，然后再用棉拭子深入咽部用棉拭子旋转蘸取痰液。如果孩子痰液较少，可以轻拍胸骨上部咳嗽后再采集。

四、血液

（一）静脉采血法

应取坐位或卧位，采血部位通常是前臂肘窝的正中静脉。若用普通采血法，采血后应取下针头，将血液沿管壁缓慢注入试管内。

（二）动脉采血法

在摸到明显搏动处，按常规消毒，左手固定搏动处，右手持注射器，针头呈 60° 角刺入，血液将自动进入注射器内。

（三）真空采血法

双向针一端插入真空试管内，另一端在持针器的帮助下刺入静脉，血液在负压作用下自动流入试管内。

五、体液及排泄物

（一）脑脊液

脑脊液标本一般由临床医生通过腰椎穿刺术采集，也可以通过小脑延髓池、脑室穿刺获得。穿刺成功后先做压力测定，然后将脑脊液分别收集于 3 支无菌试管内，每管 1~2 mL。如有可能，细菌学检查应在治疗前或治疗结束后 36 h 采集。第 1 管采集于无菌容器内，用于细菌学检查；第 2 管做化学或免疫学检查；第 3 管做一般性状和显微镜检查。

（二）浆膜腔积液

浆膜腔积液标本一般由临床医生通过腹腔穿刺术、胸腔穿刺术、心包腔穿刺术采集。标本采集时应留取中段液体于无菌的容器内，一般性状检查、细胞学检查和化学检查各留取 2.0 mL，细菌学检验留取 1.0 mL，厌氧菌培养留取 0.5 mL，结核菌培养留取 10.0 mL。标本留取后应 30 min 内送检。

（三）精液

用清洁干燥的广口塑料小瓶或玻璃小瓶收集精液，不宜采用避孕套内的精液。

（四）前列腺液

前列腺液标本通常由临床医师进行前列腺按摩术采集。检查前应掌握前列腺按摩禁忌证，如患者疑有前列腺结核、脓肿、肿瘤或急性炎症且有明显压痛，应禁止或慎重采集标本。

（五）阴道分泌物

一般采用消毒刮板、吸管、棉拭子自阴道深部或穹窿后部、宫颈管口等部位取材或多点取材，也可用扩阴器扩张阴道后刮取子宫颈口分泌物。

第二节 特殊项目标本采集

一、血气分析

（一）动脉血取血法

（1）用 2 mL 或 5 mL 消毒注射器，按无菌操作抽取肝素（1 mL=1000 U，用生理盐水配）0.5 mL，然后将肝素来回抽动，使针管全部湿润，再将多余肝素全部排出。

（2）皮肤消毒后，穿刺股动脉、肱动脉或桡动脉，取 2 mL 动脉血，不能有气泡。抽出后用小橡皮封针头，隔绝空气。将注射器放在手中双手来回搓动，立即送检。

（3）如不能及时送检，应放在冰水中保存（勿用冰块，以免细胞破坏而溶血），但放置时间最长不超过 2 h。

（二）毛细血管血采取法

（1）采血部位常为耳垂或手指，婴儿取足跟或大趾，局部先用热毛巾敷或轻轻按摩，使毛细血管血充分动脉化。

（2）在毛细管一端装上塑料帽（红色）。将小铁针插入毛细管并让它滑到有塑料帽的一端。

（3）将采血部位消毒，然后穿刺皮肤，以血液自然流出为宜，把毛细管插入血滴中部采血以防空气进入毛细管。

（4）套紧毛细管塑料帽，然后在毛细管的另一端套上塑料帽。

（5）用磁铁在毛细管外来回移动，使毛细管内铁针来回 20 次，达到血液与肝素混合的目的。

（6）如不能及时送检，标本可水平位贮放在冰水中（不能超过 2 h）。

二、血液黏度检测

（1）由于生理活动、昼夜节律和饮食对血细胞比容、血浆蛋白成分、血浆黏度和血液黏度都有影响，应当注意采取血标本的时间和患者饮食的关系。一般头天晚上素食，检测当天空腹，晨 8 时采血。

（2）采取时肘前静脉抽血，压脉带压迫的时间应尽可能缩短，针头插入后，应在压脉带松开 5 s 后开始采血，抽血时用力不宜过猛。

（3）抗凝剂以肝素（10～20 U/mL 血）或乙二胺四乙酸（EDTA）（1.5 g/L 血）为宜，为防止对血液的稀释作用，应采用固体抗凝剂。

三、骨髓穿刺及涂片要求

（1）穿刺部位首选髂后上棘，次选髂前上棘、胸骨。

（2）采取骨髓液时，应严格遵守无菌技术，抽取动作要缓慢，吸取骨髓量勿超过 0.3 mL，以免混入稀释，使所吸标本不能代表骨髓。

（3）玻片要求清洁，涂片要薄而均匀，应涂片 10 张左右，并同时制备两张外周血片做对照之用。

（4）如需同时做细菌培养和病理检查的病例，应先吸少量骨髓液做涂片后再吸取细菌培养所需的骨髓液和骨髓组织。

第三节　细菌培养标本采集

一、一般原则

（1）所用器具须严格进行灭菌处理。

（2）采集足量标本以便够用。

（3）尽可能在患者服药前或手术切口局部用药前采集。

（4）采集标本过程中要严格遵守无菌操作原则，采集的部位要准确。

二、标本采集

（一）静脉血

（1）静脉穿刺前要充分消毒皮肤，避免皮肤细菌污染。

（2）取静脉血 5 mL 以无菌操作法立即注入专用血培养瓶（含 50 mL 培养液），摇匀后送微生物室。

（二）尿液

1.中段尿

先用 1 g/L 新洁尔灭彻底清洗外阴，用无菌试管收集中间一段尿液 1～2 mL。

2.膀胱导尿

用于昏迷及自然排尿困难者，但导尿易引起逆行感染。

3.耻骨弓上膀胱穿刺尿

偶用于婴幼儿。

（三）粪便

（1）粪培养的容器须清洁，量可为胡桃大小（取有黏液或脓液部分）。

（2）疑是霍乱患者的粪便应取液样部分，并立即送检以便及时接种，不能延误。

（四）痰液

痰培养之前，临床医生应指导患者配合，清晨时间最好，咳痰前先漱口，以减少口腔唾液的污染。

（五）脑脊液、胸腹水及脓液

应以无菌操作采取，盛于无菌瓶中，送检量不少于 1 mL。伤口取标本尽量避免皮肤表面细菌的污染，并在脓腔的基底部取样，用无菌注射器抽取或用消毒棉签取样后，立即置无菌试管送检。

第四节　标本采集的质量保证

一、饮食因素对检验结果的影响

大多数生化检查均要求空腹采血，禁食 12 h，或者晚餐后次日早上采血。因为饮食后可使血液中某些化学成分改变，影响测定结果。例如高脂肪饮食后甘油三酯测定可比空腹时高 10 倍；高糖饮食后血糖可迅速升高，3 h 后才恢复正常。但是过度空腹，以致饥饿，血液或器官中的某些成分分解、释放，又可导致某些检验结果异常。如血糖、转铁蛋白等可因空腹时间过长而降低，甘油三酯、游离脂肪酸反而升高，而血清总蛋白、A/G 比值、胆固醇等在空腹前空腹后测定无改变。因此，应注意区分选择送检。

食物可影响某些检验项目的测定结果，如咖啡、茶、巧克力、香蕉等食物可影响儿茶酚胺的测定；高蛋白饮食，尤其是进食动物肝脏及贝类等富含嘌呤的食物可使尿酸测定增高；进食动物血类食物可使隐血试验假阳性；饮酒后可使乳酸、尿酸等增高，长期饮酒还可使高密度脂蛋白、胆固醇等增高。上述种种情况说明为保证检验质量的可靠性，患者在做检验前，对食物也要有一定的控制。

二、药物因素对检验结果的影响

很多药物对检验有干扰作用，据报道有 15 000 多种。药物在体内主要是改变某些物质的代谢作用和干扰测定过程中的化学反应，使结果增加或降低。如服用阿司匹林可以通过增加葡萄糖的吸收、释放类固醇并抑制三羧酸循环，使血糖升高；而输液补钾时，由于氯化物可将糖由细胞外带到细胞内，造成血糖测定结果降低。所以临床医生应充分了解各种药物对有关检验项目测定结果的影响，或者需要为了某个项目的测定而停服某一药物。

三、运动因素对检验结果的影响

运动也能影响很多检验项目的测定结果，如运动后血糖、乳酸、丙氨酸等可升高；肌肉有关的血清酶，如肌酸激酶（CK）、乳酸脱氢酶（LDH）、谷丙转氨酶（GPT）等在运动后测定均有不同程度的升高，有人做过实验，其中最明显的是 CK 和 GPT，而且恢复较慢，停止运动 1 h 后测定，其结果可升高 50%。

四、采集标本时体位对检验结果的影响

由于人体体位姿势不同影响血液循环，某些生理现象可发生变化，如血浆与组织液因体位不同导致平衡改变，血液与组织液中的某些成分也随之发生变化，进而导致使某些测定结果发生改变，如卧位改为站位时测定血清总蛋白、白蛋白、胆固醇、血清铁、GPT、碱性磷酸酶（ALP）等有 5%～15% 的改变。有的检验项目采血部位不同，而检验结果也有较大的差别，如白细胞计数取微量血，有人做过试验耳垂采血较手指采血高 30%。因此，有人提出建议，建立各检验项目的参考值，采集血标本应规范一种姿势。

五、止血带加压对检验结果的影响

止血带压迫使局部血管扩张、淤血，激活血液中的某些物质，引起某些检验项目测定结果升高或降低。如凝血酶原时间测定，由于血管受压迫，使局部血液回流受阻，造成局部缺氧，甚至毛细血管损伤，凝血因子激活后，凝血过程形成，即消耗一些凝血因子，使测定结果偏低。在测定其他化学成分时，由于血管被压迫处的组织液从扩张血管处漏出而影响被测定成分的含量，且影响的程度随止血带压迫的时间增加而上升。所以抽血时尽量缩短止血带压迫时间，最好不用止血带。

六、标本采集的时间对检验结果的影响

机体血液的某些成分在一天内可发生周期性变化，且有的变化较大，如白细胞计数上下午之间可成倍变化，一般上午低下午高。其他化学成分，如胆红素、血清铁上午较其他时间高，生长激素夜里高，白天低。在一般情况下，为减少由于采血时间不同引起的测定误差，要求每次检测最好在一天的同一时间进行。

七、抗凝剂对检验结果的影响

检验的标本根据检验项目的要求不同，有需要抗凝和不需要抗凝两种。需要抗凝的预先加入抗凝剂。

常用的抗凝剂有枸橼酸盐、草酸盐、EDTA、肝素等，而抗凝剂的使用也要根据检验的项目进行选择，否则会影响测定结果。如含有钾、钠的抗凝剂（草酸钾、草酸钠、枸橼酸钾、枸橼酸钠等）不能用作测定血钾或血钠的抗凝。而草酸盐、氟化钠等抗凝剂，具有激活酶的活性或抑制酶的活性作用，如草酸盐有抑制淀粉酶、乳酸脱氢酶、酸性磷酸酶的作用，氟化钠有激活尿素酶和抑制乳酸脱氢酶的作用，故不宜用作酶活性的测定或某些项目的酶法测定。

八、溶血标本对检验结果的影响

血液中的很多化学成分分布在细胞内和细胞外的含量是不同的，如红细胞内的钾含量是血清（浆）中钾含量的20倍，红细胞内的乳酸脱氢酶是血清中乳酸脱氢酶的200倍。标本溶血后对检验的结果影响也较大，细胞内含量高的物质进入血清后造成测定结果偏高；细胞内含量低的物质进入血清后，血清被稀释使测定结果偏低。

第二章　血液一般检查

第一节　血液标本采集与处理

一、静脉采血法

（一）普通采血法

1.试剂与器材

（1）30 g/L 碘酊。

（2）75%乙醇。

（3）其他：一次性注射器、压脉带、垫枕、试管、消毒棉签。

2.操作

（1）取试管 1 支（需抗凝者应加抗凝剂）。

（2）打开一次性注射器包装，取下针头无菌帽，将针头与针筒连接，针头斜面对准针筒刻度，抽拉针栓检查有无阻塞和漏气，排尽针筒内的空气，套上针头无菌帽，备用。

（3）受检者取坐位，前臂水平伸直置于桌面枕垫上，选择容易固定、明显可见的肘前静脉或手背静脉，幼儿可用颈外静脉采血。

（4）用 30 g/L 碘酊自所选静脉穿刺处从内向外、顺时针方向消毒皮肤，待碘酊挥发后，再用 75%乙醇以同样方式脱碘，待干。

（5）在穿刺点上方约 6 cm 处系紧压脉带，嘱受检者紧握拳头，使静脉充盈。

（6）取下针头无菌帽，以左手拇指固定静脉穿刺部位下端，右手拇指和中指持注射器针筒，示指固定针头下座，针头斜面和针筒刻度向上，沿静脉走向使针头与皮肤成30°，快速刺入皮肤，然后成5°向前刺破静脉壁进入静脉腔。见回血后，将针头顺势深入少许。穿刺成功后右手固定注射器，左手松压脉带，再缓缓抽动注射器针栓至所需血量。受检者松拳，用消毒干棉球压住穿刺孔，拔出针头。嘱受检者继续按压针孔数分钟。

（7）取下注射器针头，将血液沿试管壁缓缓注入试管中。抗凝血需立即轻轻混匀，盖紧试管塞，及时送检。

3.附注

（1）采血部位通常选择肘前静脉，如此处静脉不明显，可采用手背、手腕、腘窝和外踝部静脉。幼儿可采用颈外静脉。

（2）采血一般取坐位或卧位。体位影响水分在血管内外的分布，从而影响被测血液成分浓度。

（3）压脉带捆扎时间不应超过1 min，否则会使血液成分浓度发生改变。

（4）血液注入试管前应先取下注射器针头，然后将血液沿试管壁缓缓注入试管中，防止溶血和泡沫产生。需要抗凝时应与抗凝剂轻轻颠倒混匀，切忌用力振荡试管。

（5）如遇受检者发生晕针，应立即拔出针头，让其平卧。必要时可用拇指压掐或针刺人中、合谷等穴位，或嗅吸芳香酊类药物。

（二）真空采血管采血法

1.原理

将有头盖胶塞的采血试管预先抽成不同的真空度，利用其负压自动定量采集静脉血样。

2.试剂与器材

目前，真空采血器有软接式双向采血针系统（头皮静脉双向采血式）和硬接式双向采血针系统（套筒双向采血式）两种，都是一端为穿刺针，另一端为刺塞针。另附不同用途的一次性真空采血管，有的加有抗凝剂，或其他添加剂，且均用不同颜色头盖标记便于识别。真空采血法符合生物安全措施。

3.操作

（1）消毒：为受检者选静脉并消毒。

（2）采血。①软接式双向采血针系统采血：拔除采血穿刺针的护套，以左手固定受检者前臂，右手拇指和示指持穿刺针，沿静脉走向使针头与皮肤成30°，快速刺入皮肤，然后成5°向前刺破静脉壁进入静脉腔，见回血后将刺塞针端（用橡胶管套上的）直接刺穿真空采血管盖中央的胶塞中，血液自动流入真空采血管内，如需多管血样，将刺塞端拔出，刺入另一个真空采血管即可。达到采血量后，松压脉带，嘱受检者松拳，拔下刺塞针端的真空采血管。用消毒干棉球压住穿刺孔，立即拔除穿刺针，嘱受检者继续按压针孔数分钟。②硬接式双向采血针系统采血：静脉穿刺如上，采血时将真空采血管拧入硬连接式双向采血针的刺塞针端，静脉血就会自动流入真空采血管中，拔下真空采血管后，再拔出穿刺针头。

（3）抗凝血：需立即轻轻颠倒混匀。

4.附注

（1）使用真空采血器前应仔细阅读厂家说明书，严格按说明书要求操作。

（2）尽量选粗大的静脉进行穿刺。

（3）刺塞针端的乳胶套能防止拔除采血试管后继续流血污染周围，达到封闭采血防止污染环境的作用，因此不可取下乳胶套。

（4）带乳胶套的刺塞端须从真空采血管的胶塞中心垂直穿刺。

（5）采血完毕后，先拔下刺塞端的采血试管，后拔穿刺针端。

（6）使用前勿松动一次性真空采血试管盖塞，以防采血量不准。

（7）如果一次采血要求采取几个标本时，应按以下顺序采血：血培养管、无抗凝剂及添加剂管、凝血象管、有抗凝剂（添加剂）管。

二、毛细血管采血法

（一）试剂与器材

（1）一次性采血针。

（2）消毒干棉球。

（3）75%乙醇棉球。

（4）经过校正的 20 μL 吸管。

（二）操作

（1）采血部位：成人以左手无名指为宜，1 岁以下婴幼儿通常用大拇指或足跟部两侧采血。

（2）轻轻按摩采血部位，使其自然充血，用 75%乙醇棉球消毒局部皮肤，待干。

（3）操作者用左手拇指和示指紧捏刺血部位两侧，右手持无菌采血针，自指尖内侧迅速穿刺。

（4）用消毒干棉球擦去第一滴血，按需要依次采血。

（5）采血完毕，用消毒干棉球压住伤口，止血。

（三）附注

（1）除特殊情况外，不要在耳垂采血。应避免在冻疮、炎症、水肿等部位采血。

（2）皮肤消毒后一定要待乙醇挥发，干燥后采血，否则血液会四处扩散而不成滴。

（3）穿刺深度一般以 2.0～2.5 mm 为宜，稍加挤压血液能流出。

（4）进行多项检验时，采集标本次序为：血小板计数、红细胞计数、血红蛋白测定、白细胞计数及涂血片等。

三、抗凝剂的选用

临床血液学检验中常用的抗凝剂有以下 3 种。

（一）枸橼酸钠

枸橼酸能与血液中的钙离子结合形成螯合物，从而阻止血液凝固。市售枸橼酸钠多含 2 分子结晶水，相对分子质量为 294.12，常用浓度为 10^9 mmol/L（32 g/L）。枸橼酸钠与血液的比例多采用 1：9，常用于凝血象和红细胞沉降率测定（魏氏法血沉测定时抗凝剂为 1 : 4，即抗凝剂 0.4 mL 加血 1.6 mL）。

（二）乙二胺四乙酸二钾（EDTA·K_2）

EDTA·K_2 的抗凝机制与枸橼酸钠相同。全血细胞分析用 1.5～2.2 mg EDTA·K_2 可阻止 1 mL 血液凝固。适用于全血细胞分析，尤其适用于血小板计数。但由于其影响血小板聚集及凝血因子检测，故不适合做凝血象和血小板功能检查。

（三）肝素

肝素是一种含有硫酸基团的黏多糖，相对分子质量为 15 000，与抗凝血酶（AT）结合，抑制血小板聚集从而达到抗凝的作用。通常用肝素盐或锂盐粉剂（125 U=1 mg）配成 1 g/L 肝素水溶液，即每毫升含肝素 1 mg。取 0.5 mL 置小瓶中，37～50 ℃烘干后，能抗凝 5 mL 血液。适用于血细胞比容测定，不适合凝血象和血液学一般检查，因其可使白细胞聚集，并使血涂片染色后产生蓝色背景。

四、血涂片制备

（一）器材

清洁、干燥、无尘、无油脂的载玻片（25 mm×75 mm，厚度为 0.8～12 mm）。

（二）操作

血涂片制备方法很多，目前临床实验室普遍采用的是手工推片法，在载玻片近端 1/3 处，加一滴（约 0.05 mL）充分混匀的血液，握住另一张边缘光滑的推片，以 30°～45° 角使血滴沿推片迅速散开，快速、平稳地推动推片至载玻片的另一端。

（三）附注

（1）血涂片通常呈舌状或楔形，分头、体、尾3部分。

（2）推好的血涂片应在空气中晃动，使其尽快干燥。天气寒冷或潮湿时，应于37 ℃恒温箱中保温促干，以免细胞变形缩小。

（3）涂片的厚薄、长度，血滴的大小，推片与载玻片之间的角度，推片时的速度与血细胞比容有关。一般认为血滴大、角度大、速度快则血膜厚；反之则血膜薄。血细胞比容高于正常时，血液黏度较高，保持较小的角度，可得满意结果；相反，血细胞比容低于正常时，血液较稀，则应用较大角度、推片速度应较快。

（4）血涂片应在1 h内染色或在1 h内用无水甲醇（含水量<3%）固定后染色。

（5）新购置的载玻片常带有游离碱质，必须用浓度约1 mol/L的HCl浸泡24 h后，再用清水彻底冲洗，擦干后备用。用过的载玻片可放入含适量肥皂或其他洗涤剂的清水中煮沸20 min，洗净，再用清水反复冲洗，最后用蒸馏水浸洗，擦干备用。使用时，切勿用手触及玻片表面。

（6）血液涂片既可直接用非抗凝的静脉血或毛细血管血，也可用EDTA抗凝血制备。由于EDTA能阻止血小板聚集，故在显微镜下观察血小板形态时非常合适。

（7）使用EDTA·K_2抗凝血液样本时，应充分混匀后再涂片。抗凝血样本应在采集后4 h内制备血涂片，时间过长可引起中性粒细胞和单核细胞的形态改变。在制片前，样本不宜冷藏。

五、血涂片染色

（一）瑞特（Wright）染色法

1.原理

瑞特染色法使细胞着色既有化学亲和反应，又有物理吸附作用。各种细胞由于其所含化学成分不同，对染料的亲和力也不一样，因此染色后各种细胞呈现不同的染色特点。

2.试剂

（1）瑞特染液：

瑞特染料 0.1 g，甲醇（AR）60.0 mL。

瑞特染料由酸性染料伊红和碱性染料美蓝的氧化物（天青）组成。将瑞特染料放入清洁干燥的研钵里，先加少量甲醇，充分研磨使染料溶解，将已溶解的染料倒入棕色试剂瓶中，未溶解的再加少量甲醇研磨，直至染料完全溶解，甲醇全部用完为止。配好后放于室温下，1 周后即可使用。新配的染液效果较差，放置时间越长，染色效果越好。久置应密封，以免甲醇挥发或氧化成甲酸。染液中可加 2～3 mL 中性甘油，除可防止甲醇过早挥发外，也可使细胞着色清晰。

（2）pH6.8 磷酸盐缓冲液：

磷酸二氢钾（KH$_2$PO$_4$）0.3 g，磷酸氢二钠（Na$_2$HPO$_4$）0.2 g，加少量蒸馏水溶解，再加至 1000 mL。

3.操作

（1）采血后推制厚薄适宜的血涂片（见"血涂片制备"）。

（2）用蜡笔在血膜两头画线，然后将血涂片平放在染色架上。

（3）加瑞特染液数滴，以覆盖整个血膜为宜，固定血膜约 1 min。

（4）滴加约等量的缓冲液与染液混合，室温下染色 5～10 min。

（5）用流水冲去染液，待干燥后镜检。

4.附注

（1）pH 对细胞染色有影响：由于细胞中各种蛋白质均为两性电解质，所带电荷随溶液 pH 而定。对某一蛋白质而言，如环境 pH＜蛋白质等电点（isoelectric point, pI），则该蛋白质带正电荷，即在酸性环境中正电荷增多，易与酸性伊红结合，染色偏红；相反，则易与美蓝结合，染色偏蓝。因此，应使用中性的载玻片，稀释染液必须用 pH6.8 缓冲液。冲洗玻片必须用流水。

（2）未干透的血膜不能染色，否则染色时血膜易脱落。

（3）染色时间与染液浓度、染色时温度成反比；而与细胞数量成正比。

（4）冲洗时不能先倒掉染液，应用流水冲去，以防染料沉淀在血膜上。

（5）如血膜上有染料颗粒沉积，可加少许甲醇溶解，但需立即用水冲掉甲醇，以免脱色。

（6）染色过淡，可以复染。复染时应先加缓冲液，创造良好的染色环境，后加染液，或加染液与缓冲液的混合液，不可先加染液。

（7）染色过深可用水冲洗或浸泡水中一段时间，也可用甲醇脱色。

（8）染色偏酸或偏碱时，均应更换缓冲液再重染。

（9）瑞特染液的质量好坏除用血涂片实际染色效果评价外，还可采用吸光度比值评价。

（10）目前已有商品化瑞特染液及缓冲液供应。

（二）瑞特-吉姆萨（Wright-Giemsa）复合染色法

吉姆萨染色原理与瑞特染色相同，但提高了噻嗪染料的质量，加强了天青的作用，对细胞核着色效果较好，但对中性颗粒着色较瑞特染色差。因此，瑞特-吉姆萨复合染色法可取长补短，使血细胞的颗粒及胞核均能获得满意的染色效果。

1.试剂瑞特-吉姆萨复合染色液

Ⅰ液：取瑞特染料 1 g、吉姆萨染料 0.3 g，置洁净研钵中，加少量甲醇，研磨片刻，吸出上层染液。再加少量甲醇继续研磨，再吸出上层染液。如此连续几次，共用甲醇 500 mL。收集于棕色玻璃瓶中，每天早、晚各振摇 3 min，共 5 天，之后存放 1 周即能使用。

Ⅱ液： pH6.4～6.8 的磷酸盐缓冲液。磷酸二氢钾（无水）6.64 g，磷酸氢二钠（无水）2.56 g，加少量蒸馏水溶解，用磷酸盐调整 pH，加水至 1000 mL。

2.操作

瑞特-吉姆萨染色法与瑞特染色法相同。

第二节 血红蛋白测定

一、氰化高铁血红蛋白（methemoglobin, HiCN）测定法

（一）原理

血红蛋白（除硫化血红蛋白外）中的亚铁离子（Fe^{2+}）被高铁氰化钾氧化成高铁离子（Fe^{3+}），血红蛋白转化成高铁血红蛋白。高铁血红蛋白与氰离子（CN^-）结合，生成稳定的氰化高铁血红蛋白。氰化高铁血红蛋白在波长540 nm处有一个较宽的吸收峰，它在540 nm处的吸光度同它在溶液中的浓度成正比。常规测定可从HiCN参考液制作的标准曲线上读取结果。

（二）试剂

HiCN试剂：

氰化钾（KCN）0.050 g，高铁氰化钾[$K_3Fe（CN）_6$] 0.200 g，无水磷酸二氢钾（KH_2PO_4）0.140 g，非离子表面活性剂0.5～1.0 mL。

将上述成分分别溶于蒸馏水中，混合，再加蒸馏水至1000 mL，混匀。试剂为淡黄色透明溶液，pH值在7.0～7.4。血红蛋白应在5 min内完全转化为高铁血红蛋白。

（三）操作

1.标准曲线制备

将市售HiCN参考液稀释为4种浓度（200 g/L、100 g/L、50 g/L、25 g/L），然后将HiCN试剂调零，分别测定各自在540 nm处的吸光度。以血红蛋白浓度（g/L）为横坐标，其对应的吸光度为纵坐标，在坐标纸上描点，绘制标准曲线。

2.常规检测血红蛋白

先将20 μL血用5.0 mL HiCN试剂稀释，混匀，静置5 min后，测定待检标本在540 nm下的吸光度，查标准曲线求得血红蛋白含量。

（四）附注

（1）血红蛋白测定方法很多，但无论采用何种方法，都必须溯源至 HiCN 的结果。

（2）试剂应贮存在棕色硼硅有塞玻璃瓶中，不能贮存于塑料瓶中，否则会使 CN^- 丢失，造成测定结果偏低。

（3）试剂应置于 4～10 ℃下保存，不能放 0 ℃以下保存，因为结冰可引起试剂失效。

（4）试剂应保持新鲜，至少 1 个月配制 1 次。

（5）氰化钾是剧毒品，配试剂时要严格按剧毒品管理程序操作。

（6）脂血症或标本中存在大量脂质可产生混浊，可引起血红蛋白假性升高。白细胞数 $>20×10^9/L$、血小板计数 $>700×10^9/L$ 及异常球蛋白增高也可出现混浊，均可使血红蛋白假性升高。煤气中毒或大量吸烟引起血液内碳氧血红蛋白增多，也可使测定值增高。若因白细胞数过多引起的混浊，可离心后取上层清液比色；若因球蛋白异常增高（如肝硬化患者）引起的混浊，可向比色液中加入少许固体氯化钠（约 0.25 g）或碳酸钾（约 0.1 g），混匀后可使溶液澄清。

（7）测定后的 HiCN 比色液不能与酸性溶液混合（目前大都用流动比色，共用 1 个废液瓶，尤须注意），因为氰化钾遇酸可产生剧毒的氢氰酸气体。

（8）为防止氰化钾污染环境，比色测定后的废液集中在广口瓶中处理。废液处理：①首先以水稀释废液（1:1），再按每升上述稀释废液加次氯酸钠（安替福民）35 mL，充分混匀后敞开容器口放置 15 h 以上，使 CN^- 氧化成 CO_2 和 N_2 挥发，或水解成 CO_3^{2-} 和 NH_4^+，再排入下水道。②如果没有安替福民，可用 84 消毒液 40 mL 代替，除毒效果基本相同。③碱性硫酸亚铁除毒：硫酸亚铁和 KCN 在碱性溶液中反应，生成无毒的亚铁氰化钾，取硫酸亚铁（$FeSO_4·7H_2O$）50 g，氢氧化钠 50 g，加水至 1000 mL，搅匀制成悬液。每升 HiCN 废液，加上述碱性硫酸亚铁悬液 40 mL，不时搅匀，置 3 h 后排入下水道。但除毒效果不如前两种方法好。

（9）HiCN 参考液的纯度检查：①波长 450～750 nm 的吸收光谱曲线形态应符合文献所述，即峰值在 540 nm，谷值在 504 nm。②用 HiCN 试剂做空白试验，波长 710～800 nm 处，比色杯光径 1.000 cm 时，吸光度应小于 0.002。

二、十二烷基硫酸钠血红蛋白（SDS-Hb）测定法

由于 HiCN 试剂含剧毒的氰化钾会污染环境。为此，各国均相继研发不含 KCN 的测定血红蛋白的方法，如 SDS-Hb 现已应用于血细胞分析仪上，但其标准应溯源到 HiCN 量值。

（一）原理

除硫化血红蛋白外，血液中各种血红蛋白均可与十二烷基硫酸钠（SDS）作用，生成 SDS-Hb 棕色化合物，SDS-Hb 波峰在 538 nm，波谷在 500 nm。本法可先用 HiCN 法标定新鲜血，再制备本法的标准曲线。

（二）试剂

1.60 g/L 十二烷基硫酸钠的磷酸盐缓冲液

称取 60 g 十二烷基硫酸钠溶解于 33.3 mmol/L 磷酸盐缓冲液（PBS）中，加非离子去污剂 70 mL 于溶液中混匀，再加磷酸盐缓冲液至 1000 mL，混匀。

2.SDS 应用液

将上述 60 g/L SDS 原液用蒸馏水稀释 100 倍，SDS 最终浓度为 2.08 mmol/L。

（三）操作

1.准确吸取 SDS 应用液

5.0 mL 置于试管中，加入待测血 20 μL，充分混匀。5 min 后置 540 nm 下用蒸馏水调零，读取待测管吸光度，查标准曲线即得 SDS-Hb 结果。

2.标准曲线绘制

取不同浓度血红蛋白的全血标本，分别用 HiCN 法定值。再将这批已定值的全血标本，用 SDS- Hb 测定，获得相应的吸光度，绘制出标准曲线。

（四）附注

（1）注意选用化学纯以上的优质十二烷基硫酸钠。本法配方溶血力很强，因此不能用同一管测定液同时测定血红蛋白和白细胞计数。

（2）如无非离子去污剂可用国产乳化剂替代。

（3）其他环保的血红蛋白测定方法还很多，如碱羟血红蛋白等。

三、参考区间

成年男性：131～172 g/L。

成年女性：113～151 g/L。

新生儿：180～190 g/L。

婴儿：110～120 g/L。

儿童：120～140 g/L。

四、临床意义

生理性增加：新生儿、高原地区居住者。

生理性减少：主要见于婴幼儿、老年人及妊娠中晚期等。

病理性增加：真性红细胞增多症、代偿性红细胞增多症，如先天性青紫性心脏病、慢性肺部疾病、脱水。

病理性减少：各种贫血、白血病、产后、手术后、大量失血。

在各种贫血时，由于红细胞内血红蛋白含量不同，红细胞和血红蛋白减少程度可不一致。血红蛋白测定可以用于了解贫血的程度。如需要了解贫血的类型，还需做红细胞计数和红细胞形态学检查及红细胞其他相关的指标测定。

第三节　红细胞检验

一、红细胞计数

（一）原理

用等渗稀释液将血液按一定倍数稀释，充入计数池后在显微镜下计数一定体积内红细胞数，换算求出每升血液中的红细胞数量。

（二）试剂与器材

1.红细胞稀释液

枸橼酸钠 1.0 g，36%甲醛液 1.0 mL，氯化钠 0.6 g，加蒸馏水至 100 mL，混匀、过滤两次后备用。

2.其他

显微镜、血细胞计数板等。

（三）操作

（1）取中号试管 1 支，加红细胞稀释液 2 mL。

（2）用清洁干燥微量吸管取末梢血或抗凝血 10 μL，擦去管外余血后加至红细胞稀释液底部，再轻吸上层清液清洗吸管 2～3 次，立即混匀。

（3）混匀后，用干净微量吸管将红细胞悬液充入计数池，不得有空泡或外溢，静置 2～3 min 后计数。

（4）高倍镜下依次计数中央大方格内四角和正中共 5 个中方格内的红细胞。对压线细胞按"数上不数下、数左不数右"的原则进行计数。

（四）计算

红细胞数/L=5 个中方格内红细胞数×5×10×200×10^6
　　　　　=5 个中方格内红细胞数×10^{10}

=5 个中方格内的红细胞数×10^{12}/100

式中：

×5：5 个中方格换算成 1 个大方格。

×10：1 个大方格容积为 0.1 μL，换算成 1.0 μL。

×200：血液的实际稀倍数应为 201 倍，按 200 是便于计算。

×10^6：由 1 μL 换算成 1 L。

（五）参考区间

成年男性：（4.09～5.74）×10^{12}/L。

成年女性：（3.68～5.13）×10^{12}/L。

新生儿：（5.2～6.4）×10^{12}/L。

婴儿：（4.0～4.3）×10^{12}/L。

儿童：（4.0～4.5）×10^{12}/L。

（六）附注

（1）采血时不能过度挤压，因此针刺深度必须适当。

（2）稀释液要过滤，试管、计数板均须清洁，以免杂质、微粒等被误认为是红细胞。

（3）参考范围数值内，两次红细胞计数相差不得超过 5%。

（4）不允许以血红蛋白浓度来折算红细胞数。

（七）临床意义

红细胞增加或减少的临床意义与血红蛋白测定相似。一般情况下，红细胞数与血红蛋白浓度之间有一定的比例关系。但在病理情况下，此比例关系会被打破，因此同时测定二者，对贫血诊断和鉴别诊断有帮助。

二、红细胞形态学检查

各种贫血患者红细胞形态和着色有不同程度的改变，观察外周血红细胞形态有助于贫血诊断和鉴别诊断。外周血红细胞变化有以下几种类型。

（一）大小异常

正常红细胞大小较为一致，直径为6～9 μm。在各种贫血时，红细胞可出现大小不一。凡直径>10 μm者称大红细胞，直径>15 μm者称巨红细胞，常见于巨幼细胞贫血、肝脏疾病等；直径<6 μm者称为小红细胞，多见于缺铁性贫血等疾病。

（二）形态异常

1.球形红细胞

球形红细胞直径通常<6 μm，厚度增加通常>2.6 μm，因而红细胞呈小圆球形，细胞中心区血红蛋白含量较正常红细胞多，常见于下列疾病。

（1）遗传性球形细胞增多症。

（2）自身免疫性溶血性贫血。

（3）异常血红蛋白病。

2.椭圆形红细胞

椭圆形红细胞呈椭圆形，横径缩短，长径增大，有时可呈畸形。正常人血液中也可见到，但最多不超过15%。这种红细胞增多见于以下疾病。

（1）遗传性椭圆形细胞增多症，一般要高于50%才有诊断价值。

（2）其他各类贫血都可有不同程度的增多。

3.靶形红细胞

靶形红细胞比正常红细胞扁薄，中心有少许血红蛋白，部分可与周围的血红蛋白连接，边缘部染色较中央深，故呈靶状。主要见于以下疾病。

（1）珠蛋白生成障碍性贫血。

（2）严重缺铁性贫血。

（3）一些血红蛋白病。

（4）肝病、脾切除后及阻塞性黄疸等。

4.镰形红细胞

镰形细胞狭长似镰刀，也可呈麦粒状或冬青叶样，主要见于遗传性镰形红细胞增多症。

5.口形红细胞

口形红细胞淡染区呈裂口状狭孔，正常<4%。增高见于以下疾病。

（1）口形细胞增多症。

（2）急性乙醇中毒。

6.棘形红细胞

棘形红细胞是一种带刺的红细胞，刺呈针刺状或尖刺状，见于以下疾病。

（1）棘细胞增多症（遗传性血浆脂蛋白缺乏症）时，棘形红细胞可高达 80%。

（2）严重肝病或制片不当。

7.锯齿细胞

锯齿细胞也称短棘形细胞，细胞突起较棘细胞短，但分布较均匀。主要见于尿毒症、微血管病性溶血性贫血、丙酮酸激酶缺乏症、阵发性睡眠性血红蛋白尿症等。

8.裂红细胞

裂红细胞指红细胞碎片，包括盔形红细胞等，多见于弥散性血管内凝血（DIC）和心源性溶血性贫血等。其他也见于化学中毒、肾功能不全、血栓性血小板减少性紫癜等。

（三）染色异常

1.着色过浅

红细胞中心淡染区扩大，多见于缺铁性贫血、地中海贫血及其他血红蛋白病。

2.着色过深

中心淡染区不见，着色较深，多见于溶血性贫血及大细胞性贫血。

3.嗜多色性红细胞

红细胞经瑞特染色染成灰蓝色、灰红色、淡灰色，胞体较正常红细胞稍大，这是一种尚未完全成熟的网织红细胞，多染性物质是核糖体，随着细胞的成熟而逐渐消失，主要见于各种增生性贫血。

（四）结构异常

1.嗜碱性点彩红细胞

用亚甲基蓝染色（或瑞特染色）成熟红细胞，内有散在的深蓝色嗜碱性颗粒，外周血中点彩红细胞增多，表示贫血时骨髓再生旺盛或有紊乱现象，某些重金属中毒时可大量出现。

2.卡波环

成熟红细胞内有染成紫红色的细线状环，呈圆形或"8"形，可能是残留核膜所致，见于恶性贫血、溶血性贫血、铅中毒等。

3.染色质小体

成熟红细胞中含有紫红色圆形小体，大小不等，数量不一，可能是残留的核染色质微粒。见于增生性贫血、脾切除后、巨幼细胞贫血、恶性贫血等。

4.有核红细胞

正常成人血中不会出现，新生儿出生1周内可能有少量有核红细胞出现。溶血性贫血，急、慢性白血病，红白血病，髓外造血及严重缺氧等在外周血中常见到有核红细胞。

第四节　白细胞计数

一、白细胞计数

（一）原理

血液经白细胞稀释液稀释，成熟红细胞全部被溶解，充入计数池后，在显微镜下计数一定体积内的白细胞数，换算出每升血液中白细胞数量。

（二）试剂

白细胞稀释液：冰乙酸 2 mL、蒸馏水 98 mL、10 g/L 亚甲蓝溶液 3 滴，混匀过滤后备用。

（三）操作

（1）取小试管 1 支，加白细胞稀释液 0.38 mL。

（2）用微量吸管准确吸取末梢血 20 μL，擦去管外余血，将吸管插入小试管中稀释液的底部，轻轻将血放出，并吸取上清液清洗吸管 2 次，混匀。

（3）待红细胞完全破坏，液体变为棕褐色后，再次混匀，静置 2～3 min，待白细胞下沉。

（4）用低倍镜计数四角 4 个大方格内的白细胞数，对压线细胞按"数上不数下、数左不数右"的原则进行计数。

（四）计算

白细胞数/L=N/4×10×20×10^6=N/8×10^8

式中：

N：4 个大方格内白细胞总数。

÷4：为每个大方格（0.1 μL）内白细胞平均数。

×10：1 个大方格容积为 0.1 μL，换算成 1.0 μL。

×20：血液稀释倍数。

×10^6：由 1 μL 换算成 1 L。

（五）参考区间

成年男性：（3.97～9.15）×10^9/L。

成年女性：（3.69～9.16）×10^9/L。

儿童：（8～10）×10^9/L。

婴儿：（11～12）×10^9/L。

新生儿：20×10^9/L。

（六）附注

（1）采血时不能挤压过甚，因此针刺深度必须适当。

（2）小试管、计数板均须清洁，以免杂质、微粒等被误认为是白细胞。

（3）白细胞总数在参考范围内，大方格间的细胞数不得相差8个以上，两次重复计数误差不得超过10%。

（4）白细胞数量过高时，可加大稀释倍数；白细胞数量过低时，可计数8个大方格的白细胞数或加大取血量。

（5）一些贫血患者血液中有核红细胞增多，会被当作白细胞计数，应予校正除去。

校正公式：白细胞校正数/L=X×100/（100+Y）

式中：

X：未校正前白细胞数。

Y：在白细胞分类计数时，计数100个白细胞的同时计数到的有核红细胞数。

（七）临床意义

1.增加

（1）生理性增加：新生儿、妊娠晚期、分娩期、月经期、饭后、剧烈运动后、冷水浴后及极度恐惧与疼痛等。

（2）病理性增加：大部分化脓性细菌所引起的炎症、尿毒症、严重烧伤、传染性单核细胞增多症、急性出血、组织损伤、手术创伤后、白血病等。

2.病理性减少

病毒感染、伤寒、副伤寒、黑热病、疟疾、再生障碍性贫血、极度严重感染、X线照射、肿瘤化疗后和非白血性白血病等。

二、白细胞分类计数

（一）原理

把血液制成细胞分布均匀的薄膜涂片，用瑞特或瑞特-吉姆萨复合染料染色，根据各类白细胞形态特征予以分类计数，得出各类白细胞相对比值（百分数），同时应观察白细胞的形态变化。

（二）试剂

见本章第一节血涂片染色。

（三）操作

（1）见本章第一节血涂片染色操作。

（2）先在低倍镜下浏览全片，了解染色好坏和细胞分布情况，观察有无异常细胞。

（3）选择涂片体尾交界处染色良好的区域，在油镜下计数 100 个白细胞，按其形态特征进行分类计数。求出各类细胞所占百分数和绝对值。

（四）附注

（1）分类时应从涂片体尾交界处边缘向中央依次上下呈城垛状迂回移动，计数时不能重复和遗漏。

（2）白细胞数明显减少的血片，应检查多张血片。

（3）分类见有核红细胞，不计入 100 个白细胞内，报告分类 100 个白细胞过程中见到多少有核红细胞，并注明所属阶段。

（4）除某些病理情况（如慢性淋巴细胞白血病）外，破碎细胞或不能识别细胞的数量不超过白细胞总数的 2%。若破碎细胞仍能明确鉴别，如破碎的嗜酸性粒细胞，应包含在分类计数中。在结果报告中应对破碎细胞或不能识别细胞做适当描述。

（5）分类中应注意观察成熟红细胞、血小板的形态、染色及分布情况，注意有无寄生虫和其他异常。

（6）白细胞形态变化较大，遇有疑问应请示上级主管进行核实，以减少错误。

（五）临床意义

1.病理性增多

（1）中性粒细胞：急性化脓感染、粒细胞白血病、急性出血、溶血、尿毒症、急性汞中毒、急性铅中毒等。

（2）嗜酸性粒细胞：过敏性疾病如支气管哮喘，寄生虫病如血吸虫病，某些传染病如猩红热，某些皮肤病如湿疹，某些血液病如嗜酸性粒细胞性白血病及慢性粒细胞白血病等。

（3）嗜碱性粒细胞：慢性粒细胞白血病、转移癌及骨髓纤维化等。

（4）淋巴细胞：百日咳、传染性单核细胞增多症、慢性淋巴细胞白血病、麻疹、腮腺炎、结核、传染性肝炎等。

（5）单核细胞：结核、伤寒、亚急性感染性心内膜炎、疟疾、黑热病、单核细胞白血病、急性传染病的恢复期等。

2.病理性减少

（1）中性粒细胞：伤寒、副伤寒、疟疾、流感、化学药物中毒、X 线和镭照射、抗癌药物化疗、极度严重感染、再生障碍性贫血、粒细胞缺乏等。

（2）嗜酸性粒细胞：伤寒、副伤寒，以及应用肾上腺皮质激素后。

（3）淋巴细胞：多见于传染病急性期、放射病、细胞免疫缺陷等。

第五节　血小板计数

一、原理

将血液用适当的稀释液做一定量稀释，混匀后充入计数池内，在显微镜下计数一定体积的血小板数量，并换算出每升血液中血小板数。

二、试剂

1%草酸铵稀释液，分别用少量蒸馏水溶解草酸铵 1.0 g 及 EDTA·Na_2 0.012 g，合并后加蒸馏水至 100 mL，混匀，过滤后备用。

三、操作

（1）取清洁小试管 1 支加入血小板稀释液 0.38 mL。

（2）准确吸取毛细血管血 20 μL，擦去管外余血，置于血小板稀释液内，吸取上清液洗 3 次，立即充分混匀。待完全溶血后再次混匀 1 min。

（3）取上述均匀的血小板悬液 1 滴，充入计数池内，静置 10～15 min，使血小板下沉。

（4）用高倍镜计数中央大方格内四角和中央共 5 个中方格内血小板数。

四、计算

血小板数/L=5 个中方格内血小板数×10^9。

五、参考区间

成年男性：（85～303）×10^9/L。

成年女性：（101～320）×10^9/L。

新生儿：（100～300）×10^9/L。

儿童：（100～300）×10^9/L。

六、附注

（1）血小板稀释液应防止微粒和细菌污染，配成后应过滤。试管及吸管也应清洁干净。

（2）针刺应稍深，使血流通畅。拭去第 1 滴血后，首先采血做血小板计数。操作应迅速，防止血小板聚集。采取标本后应在 1 h 内计数完毕，以免影响结果。

（3）血液加入稀释液内要充分混匀，充入计数池后一定要静置 10～15 min。室温高时注意保持计数池周围的湿度，以免水分蒸发而影响计数结果。

（4）计数时光线要适中，不可太强，应注意与有折光性的血小板和杂质、灰尘相区别。附在血细胞旁边的血小板也要注意，不要漏数。

（5）用相差显微镜计数效果更佳，计数更准确。

第三章 血型检验

第一节 概述

血型是人类血液的主要特征之一，是各种血液成分的遗传多态性标记。血型的研究和应用对临床输血、器官移植、骨髓移植、溶血性疾病诊断、法医鉴定和考古等有重要意义。

根据各种细胞和各种体液成分的抗原性不同可分为不同的血型系统，常见的有白细胞血型系统、血小板血型系统及血清型。白细胞血型系统抗原分为3类：①红细胞血型抗原，如 ABH、Le^a、K 等血型系统抗原；②白细胞本身所特有的血型抗原，如中性粒细胞特异性抗原 HNA-1a、HNA-1b、HNA-1c 等和淋巴细胞上的 Gr 系统抗原等；③与其他组织共有的血型抗原，即人类白细胞抗原（HLA），也是最重要的白细胞血型抗原。

血小板血型系统抗原通常分2类：①血小板相关抗原，主要与红细胞 ABO 血型系统及人类白细胞抗原有关，即 ABO 血型系统抗原和 HLA 血型抗原；②血小板特异性抗原，由血小板特有的抗原决定簇组成，常见的血小板特异性抗原系统有 HPA-1、HPA-2、HPA-3、HPA-4、HPA-5 和 HPA-15。

血清蛋白质与红细胞、白细胞一样，也有"型"的差别，被称为血清型。血清型是指血清蛋白的遗传多态性标记。在众多血清蛋白中，研究较为深入的是免疫球蛋白（Ig）的型，已发现了几百种血清型，研究 Ig 的同种异型对诊断疾病和预防输血反应有重要的意义。

第二节 红细胞血型系统

一、ABO 血型系统

（一）ABO 血型系统分型

ABO 血型由红细胞抗原和血清抗体共同决定，根据红细胞上是否存在 A、B 抗原，血清中是否存在抗 A、抗 B 抗体，ABO 血型系统可分为 A、B、O 及 AB 4 种血型。

（二）ABO 血型系统遗传

1924 年，有学者提出 ABO 血型遗传的基因组含有 A、B、O 3 个等位基因，A 和 B 基因对于 O 基因而言为显性基因，O 基因为隐性基因。ABO 血型系统有 6 种基因型、4 种表现型。由于血型表达了抗原、抗体的遗传特性，故以父母的血型可以推测子代的血型，有助于亲子鉴定。

（三）ABO 血型系统抗原

1.ABO 血型系统抗原产生及存在部位

37 天的胎儿就可以产生 A、B 及 H 抗原，5～6 周的胎儿红细胞已可测出抗原,出生时红细胞所带的抗原数目大约为成人的 25%～50%,以后不断增强，到 20 岁左右达高峰，大多数个体的每个红细胞有 200 万个以上的抗原。A、B 和 H 抗原的表达比较稳定，但老年人的抗原可能减少。

人体中 A、B、H 抗原广泛存在于多种细胞的膜上及体液和分泌物中，在体液和分泌物中出现的这些物质多为半抗原，称为血型物质。以唾液中含量最丰富，其次是血清、尿液、精液、胃液、羊水、汗液、泪液、胆汁、乳汁和腹水等。凡体液中含有 A、B、H 血型物质者称为分泌型个体，不含血型物质者为非分泌型个体。血型物质也具有与相应抗体反应的性质。血型物质的主要作用有：①测定唾液、羊水中的血型物质可辅助鉴定 ABO 血型和预测胎儿血型；②血型物质可中和 ABO 血型系统中的"天然抗体"，有助于检查抗体性质。

2.ABO 血型系统抗原结构

ABO 血型系统抗原属完全抗原，由多肽和糖类组成的糖蛋白，多肽部分决定血型的抗原性，糖链决定血型的特异性，其抗原主要有 A、B 和 H 3 种，分别受 A、B 和 H 基因间接控制。H 抗原是形成 A、B 抗原的结构基础，H 抗原存在于 ABO 各型红细胞上，被称为 H 物质，其中以 O 型红细胞最多。由于 H 物质的前体是大多数人体组织的组成部分，所以抗原性弱，抗 H 的形成是罕见的。ABO 血型不同，红细胞上 H 物质含量也不同，红细胞上 H 物质含量及其与抗 H 物质反应的强弱排列顺序为：$O>A_2>B>A_1>A_1B$。

（四）ABO 血型系统抗体

1.抗体产生

婴儿出生时，通常无抗 A 和抗 B 抗体，出生后自然界中的一些抗原刺激物（如细菌表面上具有的类似于 A、B 和 H 结构的抗原）不断免疫人体，开始逐渐产生针对自己所缺乏抗原的抗体，一般在婴儿出生 3～6 个月后才开始出现抗体，5～10 岁时具有较高效价的抗体，以后一直持续到成年的晚期，老年人抗体水平一般低于年轻人。

2.抗体特征

ABO 血型系统抗体为免疫球蛋白，按其产生原因可分为天然抗体和免疫性抗体。

（1）天然抗体：主要是由自然界中与 A、B 抗原类似的物质刺激产生的，以 IgM 为主，为完全抗体。

（2）免疫性抗体：主要由母婴血型不合的妊娠及血型不合的输血后产生，以 IgG 为主，为不完全抗体。

A 血型人血清中的抗 B 和 B 血型人血清中的抗 A 主要是 IgM，只有少量 IgG；O 血型人血清中含有抗 A、抗 B 及抗 AB 抗体，O 血型人的血清抗体常具有 IgM 和 IgG 两种特性。

（五）ABO 血型系统亚型

亚型是指虽属同一血型抗原，但抗原结构和性能或抗原表位数有一定差异的血型。A、B 血型均有亚型，常见的 A 亚型有 A_1、A_2、A_3、A_x 和 A_m 等，其中最主要的是 A_1、A_2 亚型（占全部 A 型血的 99.9%）。由于 A 抗原有 A_1 和 A_2 亚型，故 AB 血型中也有 A_1B、A_2B 两个亚型。我国 A、AB 血型者中以 A_1、A_1B 亚型为主，各占 80% 以上。B 亚型较 A 亚型更为少见，主要有 B_2、B_3、B_m 等亚型。

孟买血型因为首先在孟买发现而得名。此类人基因型为 hh，表现型为 Oh，由于无 H 基因，而 h 基因又为无效基因，因此其红细胞和唾液中无 H、A 和 B 抗原，但血清中含有抗 A、抗 B 和高效价的抗 H 抗体。所以除与 AB 型红细胞发生反应外，还可与 O 型红细胞凝集，此型人如需输血，只能输 Oh 同型血。

类孟买血型与孟买血型相似，红细胞上无 H 抗原，但可以有少量的 A 抗原或 B 抗原，血清中除含有相应的抗 B 或抗 A 抗体外，还有抗 H 抗体。由于类孟买型的 H 基因受到抑制，只产生极少量的 H 抗原，而所有 H 抗原均被转化为 A 抗原或 B 抗原。此外，还可见嵌合体型和顺式 AB 型等血型。

检查亚型的目的是防止误定血型，避免输血反应，主要意义有：① A_1 与 A_2 之间的输血可能引起输血反应；②亚型抗原性弱，易将 A_2 或 A_2B 红细胞误定为 O 或 B 型。因此怀疑为亚型时，除用标准抗 A、抗 B 血清定型外，还应将其红细胞与 O 型血清进行反应，也可用基因定型来加以验证。

二、Rh 血型系统

Rh 血型系统是红细胞血型中最复杂的一个系统，其重要性仅次于 ABO 血型系统。

（一）Rh 血型系统的命名

国际输血协会（ISBT）红细胞抗原命名专业组已将罗森菲尔德的数字命名法做了肯定和规范，在临床上最为常用。此种命名法认为 Rh 遗传基因位于第 1 号染色体的短臂上，占据 3 个基因位点，每一位点有 1 对等位基因，即 D

与 d、C 与 c、E 与 e，3 个连锁基因以一种复合体的形式遗传，例如 Cde/eDE 的人主要以 Cde 或 cDE 传给子代而无其他形式。3 个连锁基因可以有 8 种基因组合，即 Cde、cDE、cDe、CDE、Cde、cdE、cde 和 CdE，每条染色体上的 8 种基因组合可形成 36 种遗传型，18 种表现型。

人类红细胞上 Rh 抗原命名为 C、D、E、c、d、e，由于目前未发现抗 d 抗原，也未发现抗 d 抗体，故 Rh 抗原只有 5 种，用 5 种相应的抗血清，可查出 18 种 Rh 表现型。

（二）Rh 血型系统抗原及亚型

1.Rh 血型系统抗原

到目前为止已发现 40 多种 Rh 抗原，但与人类关系最为密切的有 D、E、C、c、e 5 种，按其抗原性强弱依次为 D、E、C、c、e，其中 D 最先发现，且抗原性最强。临床上将含 D 抗原的红细胞称为 Rh 阳性，不含 D 抗原的红细胞称为 Rh 阴性。但从血清学角度看，Rh 阴性只有 1 种，即 ccdee。我国汉族人中 Rh 阴性率小于 1%，少数民族稍高，可达 15.78%。

2.Rh 血型系统亚型

Rh 血型系统也有较多的变异型，常见的主要有以下几种类型。

（1）弱 D（Du）：弱 D 是 D 抗原的一组变异体，表现为红细胞上抗原量少，抗原表达弱，与 D 抗原相比它只能结合 7%～25% 的抗 D，因此临床上容易将弱 D 定为 Rh 阴性，但如果把弱 D 型血输给 Rh 阴性受血者时，仍有产生抗 D 抗体的可能性，因此不能把弱 D 型血输给 Rh 阴性受血者；而弱 D 型人如果需要输血则应输入 Rh 阴性血。

（2）-D-：红细胞上缺乏 C、c、E、e 抗原，只有 D 抗原，而且 D 抗原的活性较强，甚至能与 IgG 类抗 D 在生理盐水中发生凝集，本型较为罕见。

（三）Rh 血型抗体

Rh 血型抗体极少数是天然抗体，绝大多数是通过输血或妊娠而产生的免疫性抗体。Rh 血型抗体有完全抗体和不完全抗体两种，完全抗体在机体受抗原刺激初期出现，一般属 IgM 型。机体再次受抗原刺激，则产生不完全抗体，属 IgG 型。绝大多数 Rh 抗体是不完全抗体。Rh 血型抗体主要有 5 种，即抗 D、抗 E、抗 C、抗 c、抗 e，其中最常见的是抗 D。

三、红细胞其他血型系统

（一）红细胞血型系统分类和命名

1996 年，ISBT 红细胞表面抗原命名专业组将红细胞抗原分成 29 个血型系、3 个集合和 2 个系列，总共约 400 余种血型抗原。每个血型系统是由 1 个或数个基因所编码的数个相关抗原组成的，如 ABO、Rh 血型系统。血型集合是指在血清学、生物化学或遗传学上有相关性，但又达不到血型系统命名标准并与血型系统无关的血型抗原。血型系列是指目前不能归类于血型系统和血型集合的血型抗原，即低频抗原和高频抗原。

目前，红细胞血型的命名和记述没有统一规定，有的血型抗原用大写英文字母表示，如 ABO 血型系统的 A、B 抗原；有的以大、小写字母混合组成；有的则以字母加数字来表示。为了便于自动化数据处理和阅读，1996 年 ISBT 确定了用 6 位数字记述式对红细胞血型系统进行命名，6 位数字的前 3 位表示某一血型系统，后 3 位数字表示该血型抗原的特异性，即 ABO 表示为 001，而如 001001、001002、001003、001004 分别表示 ABO 血型系统的 A 抗原、B 抗原、AB 抗原、A 抗原和 A_1 抗原，004001 表示 Rh 血型的 D 抗原。另一种则为字母/数字记述方式，即血型系统符号用 2～4 个大写字母表示，血型抗原用字母加数字表示，如 RH1 表示 Rh 血型系统 D 抗原，KEL1 表示 kell 血型系统的 K 抗原。

（二）红细胞其他血型系统

在红细胞血型系统中，最重要的是 ABO 血型系统和 Rh 血型系统，其他系统临床意义不如 ABO 血型系统和 Rh 血型系统大，但由其引起输血反应及新生儿溶血病的报道逐渐增多。

（1）MNS 血型系统：MNS 血型系统是第二个被发现的人类血型系统，

目前已确定的抗原有 40 个。该系统包括两组抗原：一组为 M 和 N；另一组为 S、s 和 U。该系统的抗体有抗 M、抗 N、抗 S 和抗 s。MNS 血型鉴定可采用盐水介质或抗球蛋白试验检测。由于蛋白水解酶能破坏 M、N 抗原，故不宜采用酶介质法。

（2）P 血型系统：有学者于 1927 年发现的第三个人类血型系统，该血型系统在人红细胞上存在 5 种表型，为 P_1、P_2、P_{1k}、P_{2k} 和 P，其中以 P_1、P_2 为主，其他 3 种少见。

第三节　血型鉴定和交叉配血

一、ABO 血型鉴定

（一）检测原理

ABO 血型鉴定主要是利用抗原抗体之间的反应来完成的，包括正向定型与反向定型。前者是用已知的特异性抗体（标准血清）检查红细胞的未知抗原，后者是利用已知血型的标准红细胞检查血清中的未知抗体。ABO 血型鉴定常用方法有盐水凝集法和微柱凝胶血型卡法等方法。

1.盐水凝集法

ABO 血型抗体一般是 IgM，属完全抗体。IgM 抗体的分子链较长，能克服红细胞表面排斥力，同时其相对分子质量较大，能在生理盐水中与相应抗原特异性结合发生肉眼可见的凝集现象。

2.微柱凝胶血型卡法

微柱凝胶血型卡法又称为微柱凝胶试验。在微柱中，红细胞抗原与相应抗体结合，利用凝胶颗粒的空间排阻作用，经低速离心，使凝集的红细胞悬浮在凝胶上层，而未和抗体结合的红细胞则沉于凝胶底部（管底尖部）。

微柱凝胶血型卡分为中性凝胶微柱、特异性凝胶微柱和抗人球蛋白凝胶微柱，分别用于不同的血型血清试验。

（1）中性凝胶微柱不含抗体，可用于检测 IgM 类抗体与红细胞抗原的反应，如 ABO 血型正、反向定型等。

（2）特异性凝胶微柱含有特异性血型抗体，可用于血型抗原检测

（3）抗人球蛋白凝胶微柱含有抗人球蛋白试剂，可用于检测 IgG 类不完全抗体和相应红细胞抗原的反应，如交叉配血、不规则抗体筛查和鉴定，以及用于人血清抗 D 筛查等。

（二）方法学评价

1.盐水凝集法

此法简便，不需要特殊仪器。有玻片法和试管法两种。①玻片法：操作简单，不需要离心，适用于大规模血型普查，但反应时间长，灵敏度差，有时容易忽略较弱的凝集而导致定型错误。本法不适于反向定型，因为当被检查血清抗体效价低时不易使红细胞产生凝集。②试管法：通过离心加速抗原抗体反应，所需时间短，适用于急诊定型。离心能增强凝集，有助于发现亚型或较弱抗原抗体反应，结果判断可靠，为常规检查方法。

2.微柱凝胶血型卡法

优点：①项目齐全、应用范围广，可用于血型正、反向定型，稀有血型鉴定，Rh 分型。②操作简单。③重复性好，操作步骤标准化，减少了操作人员的随意性。④灵敏度高，能检测到较弱的抗原抗体反应。⑤结果客观、易于判定：凝集在上层为阳性，沉积在凝胶底部为阴性，一目了然，避免了显微镜下操作人员与实验室间的结果差异。⑥结果稳定易保存：直接将血型卡放 4 ℃可保存 1～2 月，扫描后可长期保存。该法不足之处是成本较高。

（三）质量控制

ABO 血型鉴定一定要准确，否则临床输血时可引起严重的血型不合性溶血，必须高度重视，加强血型鉴定质量控制。

1.鉴定前质量控制

（1）方法：反向定型不宜采用玻片法，因为如果被检查者血清抗体效价

低时不易与红细胞凝集，而借助于试管法的离心力可以使红细胞接触紧密，促进凝集的发生。中性凝胶微柱用于正、反向定型均可，特异性凝胶微柱只能用于正向定型。

（2）标准血清：标准血清质量性能应符合商品合格试剂的要求，标准血清效价要高，亲和力及凝聚力要强，并在有效期内使用。严防细菌污染，试验结束后应放冰箱保存。目前用于 ABO 血型鉴定的抗 A、抗 B 标准血清来源有两种途径：一是从青壮年人血清中获得，二是研制获得的单克隆抗体，这两种不同来源的抗体质量必须符合下列要求。

人血清 ABO 血型抗体：①高度特异性；②高效性，抗 A 不低于 1：128，抗 B 不低于 1：64；③高亲和力，15 s 内即出现凝集，3 min 时凝块>1 mm²；④无冷凝集素；⑤无菌；⑥已灭活补体。

人 ABO 血型单克隆抗体：①特异性，抗 A 抗体只凝集含 A 抗原红细胞，包括 A_1、A_2、A_1B、A_2B；抗 B 抗体只凝集含 B 抗原红细胞，包括 B 和 AB。②亲和性，我国的标准是抗 A_1 对 A_2、A_1B、A_2B 开始出现凝集的时间分别是 15 s、30 s 和 45 s；抗 B 对 B 型红细胞开始出现凝集的时间为 15 s。③效价，我国标准抗 A、抗 B 均为≥1：128。④稳定性，单克隆抗体一般没有人血清抗体稳定，故应认真筛选单克隆抗体和选择合适的稳定剂。⑤无菌。⑥已灭活补体。

（3）试剂红细胞：试剂红细胞以 3 个健康者同型新鲜红细胞混合，用生理盐水洗涤 3 次，以除去存在于血清中的抗体及可溶性抗原。红细胞悬液的浓度为 3%～5%，浓度不能过高或过低，否则抗原抗体比例不适当，使反应不明显，误判为阴性反应。

（4）器材：试管、玻片和滴管必须清洁干燥，防止溶血。为防止交叉污染，试管、滴管均应一次性使用。微柱凝胶血型卡产品质量要符合要求，注意保存温度，在有效期内使用，使用微柱凝胶血型卡专用水平离心机。

（5）标本：标本应新鲜，符合要求，防止污染，不能溶血。

正向定型时被检者红细胞：红细胞浓度按要求配制，红细胞与抗体比例要适当；血浆成分可能影响鉴定结果，要用盐水洗涤 3 次的红细胞。

反向定型时被检者血清：①婴儿及老年人血清中 ABO 抗体效价较低，反向定型时可出现不凝集或弱凝集的现象。②血清中存在冷凝集素使红细胞凝集，可干扰血型鉴定。③疾病影响，如丙种球蛋白缺乏症患者，血清中缺乏应有的抗 A、抗 B 而不出现凝集或弱凝集；某些肝病和多发性骨髓瘤患者，血清球蛋白增高可引起假凝集。

2.鉴定中质量控制

按要求建立 SOP（Standard Operating Procedure，标准作业程序）文件，严格按操作程序操作。

（1）标记：标记准确、清楚。

（2）加标本和试剂：标本和试剂比例要适当，一般应先加血清，后加红细胞悬液，以便核实是否漏加血清，并要设立对照。微柱凝胶血型卡分为反应腔和凝胶分离柱两部分，操作时，反应腔内要先加血清或抗体，后加红细胞。血型试剂从冰箱取出应待其升至室温后再使用，用后应尽快放回冰箱保存。

（3）反应温度与时间：IgM 抗 A 和抗 B 与相应红细胞反应的最适温度为 4 ℃，但为了防止冷凝集的干扰，一般在室温（20～24 ℃）下进行试验，37 ℃ 可使反应减弱。玻片法反应时间要按要求，同时注意防止悬液干枯。

（4）离心：离心时间、速度按要求，严格控制。

（5）观察结果：观察结果认真仔细，观察时应注意红细胞呈特异性凝集、继发性凝固及缗钱状排列的区别，弱凝集要用显微镜证实。玻片法观察凝集结果时，应以白色为背景。试管法观察凝集时，从离心机拿出试管开始到观察结果前不要摇动或震动试管，观察结果时要以白色为背景，先观察上层液有无溶血（溶血与凝集意义等同），再边观察边轻侧试管，仔细观察有无凝块。

3.鉴定后质量控制

（1）结果登记：准确无误登记鉴定结果，并仔细核对鉴定结果。

（2）结果报告：准确无误报告鉴定结果，并仔细核对报告结果。正、反向定型结果可相互验证，正、反向定型结果一致才可报告，如不一致须查找原因。

（四）临床意义

1.输血

血型鉴定是实施输血治疗的首要步骤，输血前必须准确鉴定并严格核对供血者与受血者的血型，选择同型的血液，交叉配血相符时才能输血。

2.器官移植

ABO 抗原是一种强移植抗原，受者与供者 ABO 血型尽量相合才能移植，血型不符极易引起急性排斥反应导致移植失败。

3.新生儿溶血病

母子 ABO 血型不合可引起新生儿溶血病，主要通过血型血清学检查来诊断。

4.其他

ABO 血型检查还可用于亲子鉴定、法医学鉴定及某些疾病相关的调查等。

二、Rh 血型鉴定

虽然，Rh 血型系统中有许多种抗原，但临床上常用抗 D 血清检查有无 D 抗原，当有特殊需要（如家系调查、亲子鉴定、配血不合等情况）才采用抗 C、抗 c、抗 E、抗 e 等标准血清做全部表型测定。免疫产生的 Rh 抗体属 IgG，为不完全抗体，不能在盐水中与红细胞发生凝集，鉴定 Rh 血型常用盐水介质法、酶介质法、微柱凝胶血型卡法、抗人球蛋白试验等方法。

（一）检测原理

1.盐水介质法

商品单克隆 IgM 型抗 D 抗体与红细胞上特异性抗原结合，在室温下的盐水介质中出现肉眼可见的凝集反应。

2.酶介质法

免疫性 Rh 抗体绝大多数属于 IgG 型不完全抗体，其相对分子质量小，与红细胞上相应抗原结合后，在盐水介质中不能有效连接红细胞，因而肉眼观察不到凝集。木瓜酶或菠萝蛋白酶可破坏红细胞表面的唾液酸，减少红细胞表面的负电荷，减少红细胞排斥力，使红细胞之间的距离缩小。因而特异性不完全抗体能与经酶处理的有相应抗原的红细胞发生肉眼可见的凝集。

3.微柱凝胶血型卡法

参见"ABO 血型鉴定"。

4.抗人球蛋白试验

在盐水介质中不完全抗体只能与含相应抗原的细胞结合（结合后称致敏红细胞），不产生凝集。使用抗球蛋白抗体后，抗球蛋白抗体与 Rh 抗体致敏红细胞表面的球蛋白相互作用发生特异性凝集反应。

（二）方法学评价

Rh 血型鉴定的方法学评价见表 3-1。

表 3-1　RH 血型鉴定的方法学评价

方法	评价
盐水介质法	简单，快速，不需特殊仪器，临床常用。但灵敏度低，适合 IgM 型抗体
酶介质法	①简单，经济，但时间较长，准确性和稳定性较差；②不能用于 MN、Duffy 血型的检测
微柱凝胶血型卡法	操作标准化，简单，灵敏高，准确性好，结果可较长时期保存，但成本较高
抗人球蛋白试验	检查不完全抗体最灵敏可靠的方法，但操作烦琐、费时，不利于急诊检查和血库的大批量工作

（三）质量控制

1.鉴定前质量控制

（1）方法：Rh 血型系统抗体多由免疫产生，血清中很少有天然抗体，故不需做反向定型。

（2）试剂：试剂质量应符合商品合格试剂的要求，在有效期内使用，严防细菌污染，试验结束后应放冰箱保存，注意保存温度；酶试剂中的酶很易失活，故需新鲜配制，并严格做对照试验。

（3）器材：①试管、玻片和滴管必须清洁干燥，防止溶血。②为防止交叉污染，试管、滴管均应一次性使用。③微柱凝胶血型卡产品质量符合要求，注意保存温度，有效期内使用，最好使用微柱凝胶血型卡专用水平离心机。

（4）标本：标本应新鲜，符合要求，防止污染，不能溶血。红细胞浓度按要求配制，血浆成分可能影响鉴定结果，要用盐水洗涤红细胞3次。

2.鉴定中质量控制

按要求建立SOP文件，严格按操作程序操作。

（1）标记：标记准确、清楚。

（2）加标本和试剂：标本和试剂比例要适当，加量准确，注意加入顺序。严格设定对照系统，包括阴阳性对照、试剂对照等。血型试剂从冰箱取出应待其升至室温后再使用，用后应尽快放回冰箱保存。

（3）反应时间和温度：严格控制反应时间和温度。

（4）离心：离心时间、速度按要求严格控制。微柱凝胶血型卡法最好使用微柱凝胶血型卡专用水平离心机。

（5）观察结果：①先观察对照系统结果，对照系统结果符合时，本批结果才有效。②观察结果认真仔细，应注意红细胞呈特异性凝集、继发性凝固及缗钱状排列的区别，弱凝集要用显微镜证实。③因Rh抗原、抗体凝集反应时，凝块比较脆弱，观察反应结果时，应轻轻侧动试管，不可用力振摇。④如临床上只要求检查Rh（D）为阳性还是阴性，只需用抗D血清进行鉴别，如结果为阴性，应进一步检查排除弱D。

3.鉴定后质量控制

（1）结果登记：准确无误登记鉴定结果，并仔细核对鉴定结果。

（2）结果报告：准确无误报告鉴定结果，并仔细核对报告结果。

（四）临床意义

1.输血前检查

为了保证输血安全，输血前也应做Rh血型鉴定及交叉配血，以防止由于Rh抗体引起的溶血性输血反应。正常人血清中一般不存在Rh抗体，故在第一次输血时往往不会发生Rh血型不合。Rh阴性的受血者在第二次接受Rh阳性的血液时可出现溶血性输血反应。若将含 Rh 抗体的血液输给 Rh 阳性的人，也可以致敏受血者的红细胞而发生溶血。

2.新生儿溶血病诊断

由于 IgG 类的 Rh 抗体易通过胎盘，从而破坏胎儿相应抗原红细胞，引起严重的新生儿溶血病，故发生新生儿溶血病应做新生儿及母亲 Rh 血型和 Rh 不完全抗体检查。

3.协助治疗

当证实有少量 Rh 阳性的红细胞进入 Rh 阴性受血者的血液循环时，可用大剂量 Rh 免疫球蛋白来阻断 Rh 阳性红细胞的免疫作用。

三、交叉配血试验

交叉配血试验主要是检查受血者或供血者血液中是否含有可检测的不相配合的抗原和抗体成分的试验。由于交叉配血试验主要是检查受血者血清中有无破坏供血者红细胞的抗体，故把受血者血清与供血者红细胞的反应管称为"主侧"；把受血者红细胞和供血者血浆的反应管称为"次侧"，两者合称交叉配血。

（一）检测原理

（1）盐水介质配血法：IgM 型血型抗体在室温下的盐水介质中可与红细胞上相应抗原结合出现凝集反应。通过观察受血者血清与供血者红细胞、供血者血浆与受血者红细胞之间的红细胞凝集试验结果，判断供、受血者之间是否存在血型抗原和抗体不相配合的情况，但该法仅能检出与 ABO 血型系统不相配合的 IgM 型抗体。

（2）微柱凝胶血型卡法：参见"ABO 血型鉴定"。

（3）酶介质配血法：参见"Rh 血型鉴定"。

（4）抗人球蛋白配血法：参见"Rh 血型鉴定"。

（5）凝聚胺配血法：凝聚胺是一种带正电荷高价阳离子季铵盐多聚物，可中和红细胞表面唾液酸所带的负电荷，降低红细胞的 Zeta 电位，减少红细胞间的排斥力，使红细胞间距离缩短，出现非特异性凝集。低离子强度溶液（LISS）降低介质的离子强度，降低红细胞的 Zeta 电位，从而进一步促进 IgM 或 IgG 抗体与相应红细胞抗原结合，形成免疫性凝集。带负电荷的枸橼酸盐解聚液可中和凝聚胺的正电荷，使由凝聚胺所引起的非特异性凝集消失，故如血清中不存在 IgM 或 IgG 类血型抗体，加入解聚液可使非特异性凝集散开，而 IgM 或 IgG 类血型抗体与红细胞产生特异性凝集则不会散开。

（二）方法学评价

传统的 ABO 血型交叉配血常用盐水配血介质法，目前微柱凝胶血型卡法、凝聚胺配血法已广泛使用，其优点和缺点如下。

1.盐水介质配血法

优点：简单、快速，不需要特殊条件。ABO 血型交叉配血最常用的方法，适用于无输血史或妊娠史患者。

缺点：仅用于检查 IgM 血型抗体是否相配，不能检出不相配的 IgG 血型抗体。

2.微柱凝胶血型卡法

优点：国际安全输血检查的推荐方法。该法操作简单，结果准确，灵敏度高，特异性强，重复性好，结果可较长时期保存。适合手工操作、半自动和全自动，灵活方便。可用于检查血型、抗体筛查、鉴定、交叉配血、抗人球蛋白试验等。

缺点：该法成本较高，需要特殊试剂和器材。

3.酶介质配血法

优点：简便、经济、灵敏。可做配血筛查试验，主要检测与 Rh 系统不相配合的免疫性抗体，适用于有输血史或妊娠史的患者。

缺点：较费时，准确性、稳定性相对较差。

4.抗人球蛋白配血法

优点：灵敏、结果准确可靠，检查不完全抗体最可靠方法。

缺点：操作复杂、费时、试剂较贵。

5.凝聚胺配血法

优点：快速、高度灵敏，结果可靠，能检测 IgM、IgG 等引起溶血性输血反应的几乎所有的规则和不规则抗体，适合各类患者的交叉配血，也可应用于血型检查、抗体测定、抗体鉴定，应用广泛。

缺点：操作要求较高，漏检 Kell 系统的抗体。

（三）质量控制

1.配血前质量控制

（1）严格查对制度：仔细核对标本上的标签和申请单的有关内容，防止配血错误。

（2）试剂：试剂质量性能应符合商品合格试剂的要求，在有效期内使用，严防细菌污染，试验结束后应放冰箱保存，注意保存温度。

（3）器材的要求：①各种器材要清洁、干燥，防止溶血。为防止交叉污染，试管、滴管均应一次性使用。②微柱凝胶血型卡法产品质量符合要求，注意保存温度，在有效期内使用，使用微柱凝胶血型卡专用水平离心机。

（4）标本：①标本应新鲜，符合要求，防止污染，不能溶血。②红细胞浓度按要求配制，血浆成分可能影响鉴定结果，要用盐水洗涤 3 次红细胞，防止血浆中血型物质中和抗体。③新近或反复多次输血或妊娠可以引起意外抗体出现，若对患者输血史或妊娠史不明，标本应在 48 h 内抽取。

（5）检验人员：检验人员应认真、负责、仔细工作。

2.配血过程质量控制

按要求建立 SOP 文件，严格按操作程序操作。

3.配血后质量控制

（1）配血试管中发生溶血现象是配血不合，必须高度重视，如主侧试管凝集，应禁止输血，必须查找原因。

（2）登记结果和填发报告要仔细正规，查对无误后，才能发报告。

（3）配血后，应将患者和献血者的全部标本置冰箱内保存，保存至血液输完后至少 7 天，以备复查。

（4）盐水配血阴性，应加用酶介质配血法、抗人球蛋白配血等方法进行交叉配血。

（5）为确保输血安全应输同型血，交叉配血时血型相合可以输血。在患者输血过程中，医师、护士要主动与患者取得联系，了解有无输血反应。如发生输血反应，应立即停止输血，查找原因。

（四）临床意义

交叉配血试验是输血前必做的红细胞系统的配合性试验，是保证输血安全的关键措施和根本性保证。

1.验证血型

进一步验证受血者与供血者血型鉴定是否正确，以避免血型鉴定错误而导致的输血后发生严重溶血反应。

2.发现 ABO 血型系统抗体

含有抗 A_1 和抗 A_2 型的血清，与 A_1 型红细胞配血时，可出现凝集。

3.发现 ABO 血型以外的不规则抗体

虽然 ABO 血型相同，但 Rh 或其他血型不同，同样可引起严重溶血性输血反应。特别是不进行 Rh 和其他稀有血型的鉴定，可通过交叉配血发现血型不同和免疫性抗体的存在。

第四章　尿液检验

第一节　尿液理学检验

一、尿量

尿量一般是指 24 h 内排出体外的尿液总量，有时也指每小时排出的尿液量。尿量的变化主要取决于肾小球滤过率、肾小管重吸收和浓缩与稀释功能，同时还与外界因素如日饮水量、食物种类、周围环境（气温、湿度）、排汗量、年龄、精神因素、活动量及药物等有关。因此，即使是健康人，24 h 尿量的变化也较大。

（一）检测方法及原理

使用量筒等刻度容器直接测量 24 h 内排出体外的尿液总量。常用方法如下。

1.累计法

分别测定 24 h 内每次排出体外的尿液体积，最后记录尿液总量。

2.直接法

将 24 h 内每次排出的全部尿液收集于一个容器内，然后测定其总量。

3.计时法

测定每小时排出的尿量或特定时间段内一次排出的尿量，换算成每小时尿量。

（二）方法学评价

尿量检测的方法学评价见表 4-1。

表 4-1　尿量检测的方法学评价

方法	方法学评价
累计法	需多次测定，容易漏测，误差较大，影响结果的准确性
直接法	准确性较好，但需加入防腐剂，否则尿液易变质
计时法	常用于危重患者的尿量观察

（三）质量保证

（1）必须使用合格的尿量测定容器。测定容器上的容积刻度应清晰（精确到毫升）。

（2）尿液采集必须准确、完全。

（3）测定 24 h 尿量时，读数误差不得大于 20 mL。

（四）参考区间

成人：1～2 L/24 h，约为 1 mL/（h·kg）。儿童：按每千克体重计算尿量，为成人的 3～4 倍。

二、尿气味

（一）检测方法及原理

通过嗅觉进行检查。

（二）参考区间

新鲜尿液有微弱的芳香气味，放置后有氨臭味。

三、尿颜色和透明度

正常新鲜尿液多呈淡黄色至橘黄色。尿液颜色可随机体生理和病理的代谢情况而变化。影响尿液颜色的主要物质为尿色素、尿胆素原、尿胆素和尿卟啉等。此外尿液的颜色还受尿量、酸碱度、摄入食物或药物的影响。

正常新鲜尿液清晰透明。放置后可出现少量由上皮细胞、黏蛋白或某些盐类结晶形成的絮状沉淀，尤以女性尿液多见。尿液透明度一般以浑浊度表示，分为清晰透明、轻度浑浊（雾状）、浑浊（云雾状）、明显浑浊4个等级。

（一）检测方法及原理

通过肉眼或仪器判断尿液颜色和透明度。尿液浑浊程度取决于其含有混悬物质的种类和数量的多少。

（二）方法学评价

尿液颜色和透明度受尿液分析仪设计标准或观察者的主观因素影响，尿液外观表示很难统一，临床应用中仅作参考。

（三）质量保证

1.标本必须新鲜

尿液放置时间过长，可因盐类结晶析出、尿素分解为氨、尿胆素原转变为尿胆素、细菌繁殖等多种原因而使尿色加深、尿浑浊度增高。

2.防止污染

盛放标本的容器应无色、透明、洁净、无化学物质污染。采集尿标本前3天应禁止服用碘化物、溴化物等药物避免产生假阳性。

3.统一判断标准

统一手工操作者对尿液颜色和透明度判断的认知能力。使用尿液分析仪、化学试带的标准要统一。

（四）参考区间

淡黄色、清晰透明。

第二节　尿液化学检验

一、酸碱度

尿液酸碱度简称"尿酸度"，是反映肾脏调节机体内环境体液酸碱平衡能力的重要指标之一，常分为可滴定酸度和真酸度。前者可用酸碱滴定法进行测定，相当于尿液酸度的总量；后者是指尿液中所有能够解离的氢离子浓度，通常用氢离子浓度的负对数来表示。尿液 pH 值高低主要与尿中磷酸二氢钠和磷酸氢二钠的相对含量有关。

（一）检测方法和原理

pH 值测定的方法有试带法、指示剂法、pH 试纸法、pH 计法和滴定法等。

1.试带法

试带法使用酸碱指示剂，酸碱指示剂中含有甲基红和溴麝香草酚蓝，呈色范围为橙红色（pH4.5）—黄绿色（pH7.0）—蓝色（pH9.0），检测结果一般由仪器直接判读并报告，也可肉眼观察与标准色板进行比较判读。

2.指示剂法

常用的指示剂为 0.4 g/L 溴麝香草酚蓝（BTB）溶液，将指示剂滴于尿液后，显示黄色为酸性尿，显示蓝色为碱性尿，显示绿色为中性尿。

3.pH 试纸法

广范 pH 试纸条中含有甲基红、溴甲酚绿、百里酚蓝 3 种指示剂成分，变色范围为 pH 1.0～14.0，颜色从棕红色至深黑色，与标准色板进行比较，肉眼观察尿液 pH 值。

4.pH 计法

pH 计由指示电极（银-氯化银）、参比电极（汞-氯化汞）和电位计组成。指示电极对 H^+ 浓度敏感，其电极电势随 H^+ 浓度变化而变化，参比电极的电极电势在一定温度和浓度下是定值，不随 pH 值改变而改变。将指示电极浸入尿液后，H^+ 通过指示电极玻璃膜时产生电极电势，电位计测量指示电极和参比电极之间的电位差，将其转为 pH 值读数。

5.滴定法

实质是酸碱中和反应原理，即用 0.1 mol/L NaOH 溶液滴定尿液 pH 值至 7.4 时，以消耗的 NaOH 量计算求得尿液的可滴定酸度。

（二）方法学评价

1.试带法

试带法主要应用于尿液分析仪，是目前应用最广泛的筛检方法，但不适于精细 pH 值测定。

2.指示剂法

溴麝香草酚蓝溶液变色范围较窄，pH6.0～7.6，且易受黄疸尿、血尿等因素影响，检测结果误差相对较大。

3.pH 试纸法

pH 试纸法操作简便，广范 pH 试纸检测范围广，但不精确，以 pH1 为 1 个梯度。精密 pH 试纸检测范围窄，结果准确，但试纸易受潮失效。

4.pH 计法

pH 计法结果准确、精密度高，以 pH0.1 为 1 个梯度，可用于精密 pH 值监测。需要特殊仪器，操作烦琐，不宜用于常规分析。

5.滴定法

滴定法用于测定尿液酸度总量。操作复杂，影响因素多，误差较大。

（三）质量保证

1.分析前

确保提供合格的尿液标本，如标本应新鲜、容器未受任何污染等。陈旧标本尿液中的 CO_2 挥发或细菌繁殖会导致 pH 值增高；同时由于细菌和酵母菌的作用，尿液中的葡萄糖可降解为乙醇，导致尿液 pH 值降低。当患变形杆菌性尿路感染时，由于尿素分解成氨，尿液呈碱性。

2.分析中

（1）试带法或 pH 试纸法：用试带法或 pH 试纸法检测时，要确保试带或 pH 试纸未被酸碱污染，未吸潮变质，定期检查其灵敏度，在有效期内方可使用。①检测结果与试带浸入尿液标本中的时间长短有关，浸尿时间延长，尿液 pH 值呈降低趋势。测试时严格遵守操作规程，并在规定时间内完成测试。②试带密闭保存于阴凉干燥处，避免试带受潮、污染无法使用。③使用多项试带检测时，试带不能浸入过量的尿液标本，防止试带相互之间干扰而影响尿液 pH 值的测定结果。④受试带检测范围限制，尿崩症患者及新生儿不适用此法监测尿 pH 值。

（2）指示剂法：由于指示剂的解离质点状态与未解离质点状态呈色不同，配制指示剂溶液时，先用少量的碱溶液助溶，再加蒸馏水稀释到合适的浓度，以满足指示剂颜色变化的适用范围。

（3）pH 计法：本法对测定温度要求较高，温度升高则 pH 值下降，使用时首先调整所需的温度，并且应经常校准 pH 计，确保其处于良好状态。

（4）滴定法：0.1 mol/L NaOH 溶液浓度须准确，使用时新鲜配制并标定；如果放置时间过长，可吸收空气中的 CO_2 而影响滴定的准确性。

3.分析后

尿液 pH 值受饮食、药物等多种因素影响，对于少见或异常结果，及时与临床沟通，排除影响因素，重新检测标本。

（四）参考区间

1.晨尿

pH5.5～6.5。

2.随机尿

pH4.5～8.0。

3.尿液可滴定酸度

10～15 mmol/L。

二、蛋白质

正常情况下，肾小球滤过膜能够阻止相对分子质量在 4 万以上的蛋白质通过肾小球滤出，即使相对分子质量小于 4 万的蛋白质（如溶菌酶轻链蛋白、β_2-微球蛋白等）能够通过肾小球滤过膜，但滤过量低，95%以上的蛋白质在近曲小管被重新吸收，所以健康成人每日从尿中排出的蛋白质含量极少（仅为 30～130 mg/24 h），随机尿中的蛋白质仅为 0～80 mg/L，用一般的常规定性方法不能检测出来。当尿中蛋白质含量超过 150 mg/24 h 或超过 100 mg/L 时，蛋白质定性试验呈阳性，称为蛋白尿。

（一）检测方法及原理

1.试带法

在 pH3.2 的条件下，酸碱指示剂（溴酚蓝）产生的阴离子与带阳离子的蛋白质结合发生颜色变化，颜色的深浅与尿液中蛋白质含量成正比。主要用于尿液分析仪，也可肉眼观察，与标准比色板比对报告结果。

2.磺基水杨酸法

磺基水杨酸法又称磺柳酸法。在略低于蛋白质等电点的酸性环境下，尿液蛋白氨基带有正电荷，与带有负电荷的磺基水杨酸根离子结合，形成不溶性的蛋白盐沉淀，呈现浊度变化。其浑浊程度与蛋白质含量成正比，可作为尿液蛋白的定性或半定量检查方法。

3.加热乙酸法

蛋白质具有受热变性凝固的特性。首先加热煮沸尿液使蛋白质变性凝固，再加入稀乙酸降低 pH 值使其接近蛋白质等电点（isoelectric point）加速蛋白质沉淀，同时消除因某些磷酸盐和碳酸盐析出而造成的浑浊干扰。

（二）方法学评价

1.试带法

为最常用的尿液蛋白定性检查方法之一，操作简便、快速，适用于健康普查或临床筛检。对白蛋白敏感，球蛋白敏感度低（仅为白蛋白的 1/100～

1/50），不适于肾脏疾病的疗效监测及预后判断。

2.磺基水杨酸法

操作简单，结果显示快，操作者间判断差异较大，可与白蛋白、球蛋白、糖蛋白和本周蛋白等发生反应，敏感度较高（50 mg/L），有一定的假阳性。此法为试带法检查尿蛋白的参考方法，被美国临床实验室标准化协会（CLSI）推荐为确证试验。

3.加热乙酸法

较准确、特异性强、干扰因素少，可同时检测白蛋白和球蛋白，敏感度较低（150 mg/L）。此法能使含造影剂的尿液变清，可用于鉴别试验。

（三）质量保证

根据患者的具体情况选择尿蛋白的检查方法：①健康体检、疾病的筛查及初次就诊患者，可以采用试带法或磺基水杨酸法等作为快速筛检试验，目前以试带法为主。②疾病确诊后进行疗效观察或预后判断时，需配合加热乙酸法，必要时进行尿蛋白的定量及特定蛋白质分析等。

尿蛋白检测结果受多种因素影响，应注重检测方法间的比较和比对，必要时应用 2 种方法进行核实，避免各种干扰因素造成的假阴性或假阳性的错误判断。

1.分析前

嘱患者正常饮食，尿液标本应新鲜，容器应清洁干燥。采用加热乙酸法检测尿蛋白时，对于低盐饮食的患者，检测前宜在尿液中加入少许盐溶液。

2.分析中

（1）做好仪器维护保养及室内质控；

（2）严格遵守操作规程，试带密闭保存于阴凉干燥处，在有效期内使用；

（3）注意尿蛋白成分不同，其反应敏感性也不同；

（4）尿蛋白阳性患者使用青霉素进行治疗时，宜采用其他尿蛋白测定方法验证，防止干扰造成的假阴性或假阳性结果。

3.分析后

尿液中含较多的细胞或分泌物、血红蛋白尿、黄疸及出现生理性蛋白尿等均可影响实验结果，分析结果时应注意。对于少见或出现与临床不符的结果时，查找可能的问题及原因，纠正影响因素，重新检测标本。

（四）参考区间

阴性。

三、葡萄糖

健康人尿液中几乎不含或仅有微量的葡萄糖（<2.8 mmol/24 h）。在生理情况下，滤液流经肾小管近曲小管时，葡萄糖可全部被重吸收回血液中，常规方法检测尿糖呈阴性。当血糖浓度超过 8.88 mmol/L 时，原尿中的葡萄糖不能被完全重吸收，尿液开始出现葡萄糖时的血浆葡萄糖浓度水平，称为肾糖阈。尿糖定性试验呈阳性的称为糖尿。尿糖测定主要是指葡萄糖，也有微量乳糖、半乳糖、果糖、戊糖、蔗糖等。尿液中是否出现葡萄糖，与血糖浓度、肾糖阈和肾脏血液流量有关。

（一）检测方法及原理

1.试带法

试带法采用葡萄糖氧化酶-过氧化物酶法。试带模块中含有葡萄糖氧化酶、过氧化物酶，尿液中的葡萄糖在葡萄糖氧化酶的作用下，生成葡醛内酯和过氧化氢（H_2O_2），过氧化氢再被过氧化物酶催化，使色素原呈现颜色变化，颜色的深浅与尿液中葡萄糖含量成正比。

2.班氏法

含有醛基的葡萄糖（及其他还原性糖）在高热、碱性溶液中能将班氏试剂中的蓝色硫酸铜还原为黄色氢氧化铜，进而变成砖红色的氧化亚铜（Cu_2O）沉淀。根据沉淀的程度与颜色的变化判断尿液中的葡萄糖含量。

3.薄层色谱法（TLC）

层析须在两相（固定相和流动相）系统间进行，将固定相与支持物制成薄板或薄片，流动相流经该薄层固定相时将样品分离。通常采用涂布吸附剂作为固定相，醇类或其他有机溶剂作为流动相，各组分随流动相通过固定相时，随流动相不断向前流动，被分离的物质在两相间发生反复的吸附、解吸及亲和作用，因其展开的速度不同而分离。显色后观察斑点移动的距离和溶剂移动的距离，计算比移值。该法可定性尿液成分，亦可根据斑点面积或颜色深浅做定量测定。

（二）方法学评价

1.试带法

（1）特点：特异性强，灵敏度高（1.67～2.78 mmol/L），简便快速，适于自动化常规分析及健康筛查。

（2）干扰因素：①假阳性：尿液被过氧化物、次氯酸盐等污染；氟化钠可致尿糖假阳性。②假阴性：尿液中含有大量维生素 C；高比重尿液可降低试带对葡萄糖的敏感性；尿液酮体浓度过高（0.40 g/L）；陈旧性尿液标本葡萄糖被细菌分解。

2.班氏法

（1）特点：尿液中所有还原性物质均与班氏试剂发生反应，为非特异性方法。灵敏度较低，葡萄糖浓度达到 8.33 mmol/L 时才呈现弱阳性反应。在检测还原性物质时应用较广，有助于筛检遗传性疾病（如半乳糖血症）。

（2）干扰因素：①假阳性：尿液中还原性物质如大剂量维生素 C、水合氯醛、氨基比林、阿司匹林、青霉素、链霉素、异烟肼等，可使尿糖测定呈假阳性；尿液中含有大量肌酐、尿酸、尿黑酸等也可致假阳性。②假阴性：大量铵盐可抑制氧化亚铜沉淀的生成，应加碱煮沸去除；尿蛋白含量较高影响班氏法铜盐的沉淀，宜用加热乙酸法去除。

3.薄层色谱法

操作复杂、费时、成本高，临床应用很少，多用于研究，可作为确证试验。该法是检测和鉴定非葡萄糖还原性糖的首选方法。

（三）质量保证

1.分析前

（1）使用一次性清洁干燥的容器，容器中不含任何氧化性和还原性物质；

（2）尿液标本必须新鲜并及时检测；

（3）新鲜晨尿或餐后 2 h 尿糖测定可提高结果的准确性和可靠性。

2.分析中

（1）仪器运行正常，室内质控满足要求，保证试带的有效性；

（2）试带法检查尿液葡萄糖的原理是酶促反应，测定结果与反应时间和反应温度密切相关，应在规定时间内、规定温度和环境下完成检测；

（3）对于动态观察的糖尿病患者，最好使用定量法分析。

3.分析后

尿液葡萄糖易受饮食、药物等多因素影响，分析结果时应注意。对于少见的与临床不符的结果，应及时查找原因并纠正。

（四）参考区间

阴性。

四、酮体

尿液酮体是指乙酰乙酸、β-羟丁酸和丙酮的总称。酮体是机体脂肪氧化分解代谢过程中的中间产物，脂肪酸经过一系列氧化产生乙酰辅酶 A，在肝脏内乙酰辅酶 A 缩合成乙酰乙酸，再被还原成β-羟丁酸或者脱羧后形成丙酮。正常情况下肝脏产生的酮体经血液运送到其他组织，氧化成二氧化碳和水并产生能量。当糖代谢障碍、脂肪分解增加、酮体产生超过机体组织利用时，便可出现酮血症，血液中酮体的浓度超过肾阈值时，酮体即从尿液中排出产生酮尿。

（一）检测方法及原理

1.硝普钠法

在碱性环境下，硝普钠与尿液中的乙酰乙酸及丙酮反应，产生紫色化合物，颜色的深浅与酮体含量（乙酰乙酸）成正比。硝普钠不与β-羟丁酸发生反应，对丙酮的敏感度较低，仅为 400～700 mg/L。

2.格哈特法

尿液中的乙酰乙酸与试剂中的高铁离子发生螯合反应，生成酒红色的乙酰乙酸铁复合物。

（二）方法学评价

1.硝普钠法

（1）特点：是目前最常用的筛查尿液酮体的方法，简便快速敏感度较高，各种不同的试带对乙酰乙酸和丙酮的敏感度和特异性不一。

（2）干扰因素：①假阳性：尿液中含有大量肌酐、肌酸、肽、苯丙酮、左旋多巴、甲基多巴、安替比林、酚类、磺柳酸盐类等药物或高色素尿液都可以使结果呈假阳性反应。②假阴性：标本放置时间过久，尿液中的乙酰乙酸被细菌分解；试带受潮失活。

2.格哈特法

特异性强，只与乙酰乙酸反应，而不与丙酮或 β-羟丁酸发生反应，灵敏度较低（250～700 mg/L）。

3.不同检测方法的敏感度对比

不同检测方法对尿液乙酰乙酸的敏感度不同，由高至低依次为硝普钠法、格哈特法。

（三）质量保证

1.分析前

丙酮和乙酰乙酸均具有挥发性，易造成假阴性，标本要新鲜并及时送检。如需保存尿液应密闭冷藏或冷冻，检测之前先将标本恢复至室温再进行测定。

2.分析中

（1）仪器、质控、试带满足分析要求；

（2）硝普钠对温度、湿度及光线很敏感，试带存放于阴凉、干燥处，注意试带的有效性；

（3）使用硝普钠法测定时，温度应控制在 30 ℃左右进行，保证反应的热碱性环境。

3.分析后

（1）试带法对三者的敏感度不同，会导致结果差异较大；

（2）酮体成分的多样性和不同病程酮体成分的变化规律，均要求实验室及时与临床沟通，得出合理正确的解释，必要时做酮体定量检查；

（3）大量细菌生长繁殖，可使乙酰乙酸转变为丙酮挥发，造成结果假阴性，分析时应考虑。

（四）参考区间

1.定性

阴性。

2.定量

以丙酮计 170～420 mg/L，乙酰乙酸低于 20 mg/L。

五、胆红素

胆红素是血红蛋白分解代谢的中间产物，有结合胆红素、未结合胆红素和δ-胆红素 3 种。体内 75% 的胆红素来自衰老红细胞中血红蛋白的分解代谢，25% 来自骨髓内未成熟红细胞分解及其他非血红蛋白的血红素分解产物。健康人血液中结合胆红素含量很低，滤过量极少，尿液中无法检出。当各种原因造成的肝细胞损伤、胆道排泄发生障碍时，血液结合胆红素增高，即可从尿液中排出，尿胆红素为阳性。未结合胆红素在血液中与蛋白质结合，形成胆红素-白蛋白复合物，经血液循环运输到肝脏。未结合胆红素不溶于水，不能通过肾小球，胆红素含量很低，二者在尿液中无法检出。

（一）检测方法及原理

1.试带法

试带法即偶氮法原理。在强酸介质中，结合胆红素与重氮盐发生偶联反应呈红色。颜色的深浅与胆红素的含量成正比。

2.氧化法

（1）哈里森法：用硫酸钡吸附尿液中的胆红素后，吸附物（钡盐与胆红素）与三氯化铁反应，胆红素氧化生成胆青素、胆绿素和胆黄素的复合物，在沉淀物的表面呈现蓝绿色、绿色或黄绿色。颜色深浅与胆红素的含量成正比。

（2）史密斯法：胆红素被碘氧化成胆绿素，在尿液中与试剂反应，呈现绿色环。

（二）方法学评价

1.试带法

（1）特点：操作简便、快速，多作为定性筛检试验，可目视或用仪器检测。

（2）干扰因素：尿蓝母产生的橘红色或红色干扰结果。①假阳性：接受大剂量氯丙嗪治疗或尿液中含有盐酸苯偶氮吡啶的代谢产物可致假阳性。②假阴性：尿液中有高浓度维生素 C 和存在亚硝酸盐时，抑制偶氮反应呈假阴性；尿液保存不当，胆红素遇光氧化。

2.氧化法

（1）特点：①哈里森法准确性高，敏感度较高（0.90 μmol/L 或 0.50 mg/L 胆红素），操作较复杂，可作为试带筛检后的确证试验。②史密斯法操作简便，适用于快速检验，与试带法具有相同的灵敏度。

（2）干扰因素：①假阳性：阿司匹林、牛黄、水杨酸盐等使尿液呈现紫色干扰结果。②假阴性：胆红素遇光氧化；碱性尿液可降低氧化法测定胆红素的灵敏度。

（三）质量保证

1.分析前

胆红素在强光照射下易变为胆绿素，1 h 后胆红素可下降约 30%，标本应新鲜，使用避光容器转送标本，并尽快送检。

2.分析中

（1）仪器、试带等符合质量要求；

（2）如果试带法测定反应颜色不典型或尿液本身颜色异常可改用哈里森法确认；

（3）采用哈里森法测定时，尿液中应有足量的硫酸根离子，如加入三氯化铁后未见足够的钡盐沉淀，可适当增加硫酸铵量，促进沉淀产生。

3.分析后

尿液胆红素受标本放置时间长短、药物及尿液高色素等多种因素影响，出现与临床不符的结果时，及时复查。

（四）参考区间

阴性。

第三节　尿液显微镜检验

尿液有形成分是指在光学显微镜下观察到的尿液细胞、管型、结晶及病原体等有形物质，这些物质的检查对泌尿系统疾病的诊断、鉴别诊断及预后判断等有重要价值。通过尿液有形成分显微镜检查可以弥补尿液理学、化学等检查中难以发现的异常变化，减少漏诊和误诊。目前，尿液显微镜检查法仍是尿液有形成分检查的"金标准"。

美国临床实验室标准化协会规定，凡有下述情况的应进行显微镜检查：

（1）医生提出显微镜检查要求；

（2）检验科规定的患者（如泌尿科和肾病科患者、糖尿病患者、应用免疫抑制剂患者及妊娠妇女等）；

（3）任何一项尿液理学、化学检验结果异常，尤其在干化学检查出现红细胞、白细胞、蛋白质和亚硝酸盐 4 项中任一项异常时，必须进行显微镜检查，并以显微镜检查结果为准。

一、检查方法

目前，尿液有形成分检查的方法主要有显微镜检查法、尿沉渣分析仪法和干化学法。由于尿沉渣分析仪法简单、快速、自动化程度高，故在临床广泛应用。但是，迄今为止尚无一种仪器可以完全替代传统显微镜检查法，尿沉渣显微镜检查仍然是一种简便、价廉、可靠的检查方法。

（一）未离心尿直接镜检法

1.检测方法及原理

未离心尿直接镜检法又称为混匀一滴尿法，步骤是先取新鲜混匀的尿液 1 滴直接滴于载玻片上，覆以盖玻片后，采用普通光学显微镜检查。先用低倍镜（LP）观察 20 个视野的管型，再用高倍镜（HP）观察 10 个视野的细胞。结果报告方式：细胞，最低～最高个数/HP；管型，最低～最高个数/LP；结晶、细菌、真菌、寄生虫虫卵等，"1+"～"4+"/HP。

2.方法学评价

（1）简便易行，快捷，成本低廉；

（2）可最大程度保持各类有形成分的原始形态，避免有形成分被破坏；

（3）适用于明显浑浊、有形成分明显增多的尿液标本（如肉眼血尿、脓尿等）；

（4）阳性率较低，仅能定性或半定量，且重复性差、易漏诊；

（5）报告时应注明"未离心尿液标本"。

（二）离心取尿沉渣镜检法

1.检测方法及原理

取新鲜混匀的尿液 10 mL，于刻度离心管中，相对离心力（RCF）约为400 g（一般使用有效离心半径为 22.5 cm 的水平离心机，1200～1300 r/min）离心 5 min，弃上清液，留沉淀物 0.2 mL，混匀后取约 20 μL 沉淀物于载玻片上，用 18 mm×18 mm 盖玻片覆盖后用显微镜检查。先用低倍镜（10×10）观察全片，再用高倍镜（10×40）仔细观察。细胞检查 10 个高倍视野，管型检查 20 个低倍视野。结果报告方式同未离心尿直接镜检法，但应注明"离心尿沉渣检查法"。

2.方法学评价

（1）阳性检出率高，重复性好，适用于外观清晰、有形成分较少的尿液标本；

（2）操作烦琐、费时，可能破坏有形成分，难以标准化和准确定量，仅能半定量，已逐渐被标准化尿沉渣定量计数板法取代；

（3）离心法是尿液有形成分检查标准化的基础，应尽量采用离心法。

（三）标准化尿沉渣定量计数板法

1.检测方法及原理

取新鲜混匀的尿液 10 mL，于刻度离心管中，RCF 400 g 离心 5 min，离心后移去上清液，保留沉淀物及尿液量至刻度 0.2 mL 处。取混匀后尿沉淀物 1 滴（15～20 μL）充入标准化尿沉渣定量计数板。先用低倍镜观察，再用高倍镜计数，计数 1 μL，尿沉渣内的细胞与管型数，再换算为每微升尿细胞与管型数（××/μL）。尿液结晶、细菌、寄生虫虫卵等以"-""1+"～"3+"表示。

尿液有形成分定量计数板有多种，如 FAST-READ10 尿沉渣定量计数板、Kova 计数板、Fuchs-Rosenthal 计数板及改良牛鲍计数板等。FAST-READ10 尿沉渣定量计数板是由清晰度极高的光学硬质塑料经高温、高压制成的一次性计数板，分为 10 个彼此独立封闭的计数室，可检测 10 个标本。每个计数室一侧有 1 个长方形计数区（大方格），内分 10 个中方格，每个中方格边长为 1 mm，深 0.1 mm，容积为 0.1 μL，故计数室大方格容积为 1 μL。为便于观察与计数，每个中方格内又分为 9 个小方格。

2.方法学评价

（1）尿沉渣定量计数板是规范化、标准化的计数器材，符合 CLSI 和中国临床检验标准分委会（CCCLS）的要求；

（2）成本较高，操作烦琐，但阳性率高；

（3）它是目前推荐的尿液有形成分定量检查方法；

（4）要求尿沉渣留量要准确。

3.报告方式

（1）定性或半定量法。细胞：最低～最高个数/HP，或平均个数/HP。管型：最低～最高个数/LP，或平均个数/LP。结晶、细菌、真菌、原虫、寄生虫虫卵、盐类报告方式见表4-2。

表4-2　结晶、细菌、真菌、原虫、寄生虫虫卵、盐类报告方式

成分	-	±	1+	2+	3+
结晶	0	数个视野散在可见	1～4/HP	5～9/HP	≥10/HP
细菌、真菌	0	数个视野散在可见	各个视野均可见	量多或呈团状聚集	无数
原虫、寄生虫卵	0	数个视野散在可见	1～4/HP	5～9/HP	≥10/HP
盐类	无	数个视野散在可见	少量	中等量	多量

（2）定量计数板法：细胞、管型：××/μL；结晶、细菌、真菌、原虫、寄生虫虫卵等以半定量的形式报告。

4.参考区间

尿液有形成分检查的参考区间见表4-3。

表4-3　尿液有形成分检查的参考区间

方法	红细胞	白细胞	透明管型	上皮细胞	细菌和真菌
未离心尿直接镜检法	0～偶见/HP	0～3/HP	0～偶见/LP	少见	-
离心取尿沉渣镜检法	0～3/HP	0～5/HP	0～偶见/LP	少见	-
直接定量计数法	0～1/μL	0～2/μL	-	-	-
FAST-READ10 尿沉渣定量计数板法	男：0～4/μL 女：0～9/μL	男：0～5/μL 女：0～12/μL	-	-	-

（四）染色尿沉渣检查法

一般情况下，尿液有形成分检查不需要染色，但为了鉴别病理性有形成分和提高上皮细胞、白细胞、闪光细胞、管型、结晶、细菌和真菌的对比度，有助于上述成分的识别，防止漏检透明管型，可在染色后进行显微镜检查。尿液有形成分染色方法有 Sternheimer-Malbin（S-M）染色法、Sternheimer（S）染色法、Wright-Giemsa 染色法、巴氏染色法、苏丹Ⅲ染色法、免疫化学染色法等，以 Sternheimer-Malbin 染色法和 Sternheimer 染色法较为常用。

1.Sternheimer-Malbin 染色法

（1）检测原理：染色液的主要染料有结晶紫和沙黄。由于尿沉渣中的各类细胞管型等成分的化学性质差异，导致其对染料的物理吸附与化学结合程度不同，经染色后呈现特定的颜色，形态清晰、易于识别。

（2）染色效果：红细胞呈淡紫色；多形核白细胞胞核呈橙红色、胞质内可见颗粒；闪光细胞胞核呈淡蓝色或蓝色、胞质内颗粒呈苍白色或淡蓝色；上皮细胞胞核呈紫色、胞质呈淡紫色至粉红色；活体细胞呈粉红色或不着色，死亡细胞呈深紫色；透明管型呈粉红色或淡紫色；颗粒管型呈淡红色至蓝色；细胞管型呈深紫色；脂肪管型不着色。

2.Sternheimer 染色法

（1）检测原理：染色液的主要染料是阿利新蓝和派诺宁 B。染色后，细胞核和管型基质可被阿利新蓝染成蓝色，胞质及核糖核酸（RNA）可被派诺宁 B 染成红色，形成红色与蓝色的明显反差，易于比较观察，使细胞结构更清楚，尤其是病理成分更容易辨认。

（2）染色效果：红细胞呈淡红色或无色；多形核白细胞胞核呈深蓝色、淡蓝色或无色；鳞状上皮细胞呈淡粉红色或紫红色；移行上皮细胞、肾小管上皮细胞呈紫红色。细胞管型呈淡蓝色或深蓝色。颗粒管型呈粉红色至深紫色。

（3）方法学评价：尿液有形成分染色方法及评价见表4-4。

表 4-4　尿液有形成分染色方法及评价

方法	评价
Sternheimer-Malbin 染色法	鉴别管型（尤其是透明管型）及红细胞、白细胞、上皮细胞等
Sternheimer 染色法	可弥补 Sternheimer-Malbin 染色法染料易沉淀而出现染色偏深的缺陷，对红细胞、白细胞染色清晰，能对管型和上皮细胞分类，区分白细胞和上皮细胞
Wright-Giemsa 染色法	鉴别中性粒细胞、淋巴细胞、单核细胞和嗜酸性粒细胞，可识别血小板管型
巴氏染色法	观察有形成分的细微结构，易于识别肾上皮细胞、异常上皮细胞、腺上皮细胞及鳞状上皮细胞，对肿瘤细胞和肾移植排斥反应具有重要诊断价值
苏丹III染色法	对鉴别脂肪管型、卵圆形脂肪体及胆固醇结晶染色效果好
过氧化物酶染色法	可鉴别不典型的红细胞与白细胞，并可区分中性粒细胞管型和肾上皮细胞管型
阿利新蓝、中性红等混合染色法	对管型染色效果较好，可区分管型和上皮细胞的种类；根据染色后红细胞形态，分辨新鲜红细胞、小红细胞、影红细胞、皱缩红细胞等
荧光抗体、酶联免疫抗体染色法	用于肾活检和鉴定管型内沉积的免疫球蛋白，特异性好、准确度高

二、尿液细胞

（一）红细胞

未染色的正常红细胞呈浅黄色，双凹圆盘状，直径 7～8 μm，厚约 2 μm，中度折光性，侧面观呈沙漏状。尿液红细胞形态变化受渗透压、pH 值、红细胞来源及体外放置时间等因素的影响。

1.高渗尿液[尿液渗透浓度>800 mOsm/（kg·H$_2$O）]

红细胞皱缩，体积缩小，如锯齿形、棘形或桑葚状。

2.低渗尿液

红细胞胀大，血红蛋白溢出，仅留下细胞膜，成为大小不等的空环形或面包圈样，称为影红细胞、环形红细胞或红细胞淡影。

3.酸性尿液

红细胞膜脂质内层面积增加，体积缩小。

4.碱性尿液

红细胞膜脂质外层面积增加，细胞肿胀，边缘不规则，容易溶解破裂。

尿液红细胞畸形多由于细胞大小、形态、色素等变化，常见异形红细胞见表4-5。显微镜检查时，尿液红细胞需要与脂肪滴、酵母菌、草酸钙结晶相鉴别，鉴别要点见表4-6。

表4-5 尿液常见异形红细胞

异常形态	特点
大小改变	
大红细胞	直径>10 μm
小红细胞	直径<6 μm，且常大小不等
外形轮廓改变	
棘红细胞	胞质由内向外侧伸出1个或多个芽孢样突起，又称芽孢状红细胞
皱缩红细胞	红细胞因高渗脱水而形成颜色较深的皱缩形球体，如桑葚状、星芒状
锯齿形红细胞	红细胞表面出现大小高低基本一致的突起，均匀分布
红细胞碎片	红细胞破碎、不完整，如马蹄形、三角形、月牙形等
血红蛋白含量改变	
影红细胞	红细胞膜极薄，血红蛋白流失，红细胞呈淡影状态
古钱样红细胞	因血红蛋白丢失，形成四边形或三角形的中空状态
颗粒形红细胞	血红蛋白丢失，胞质内有颗粒状间断沉积
环形红细胞	血红蛋白丢失，或胞浆凝集，形成面包圈样空心圆环

表4-6　尿液红细胞与脂肪滴、酵母菌、草酸钙结晶的鉴别

鉴别内容	红细胞	脂肪滴	酵母菌	草酸钙结晶
形态	淡黄色、圆盘形	无色、正圆形	无色、椭圆形	圆形或椭圆形
折光性	弱	强	强	强
大小	一致	相差悬殊	不一	不一
排列	无规律	散在	出芽	常有典型草酸钙结晶并存
皂素破碎试验	破碎	不破碎	不破碎	不破碎
化学试验	隐血试验常呈阳性	苏丹Ⅲ染色呈阳性	隐血试验常呈阴性	隐血试验常呈阴性

健康人离心尿液红细胞 0～3/HP，如镜下红细胞大于 3/HP，此时尿液外观没有可见的血（红）色，称为镜下血尿。

新鲜尿液红细胞形态的变化对于鉴别肾小球性血尿和非肾小球性血尿有重要价值（表4-7）。检查时不仅要注意红细胞数量，还必须注意其形态的变化。必要时可利用相差显微镜扫描电镜和普通光学显微镜，经细胞活体染色后观察尿液中的红细胞。根据尿液中的红细胞形态可将血尿分为 3 种类型。

表4-7　异常红细胞形态鉴别血尿来源

红细胞形态	肾小球性血尿	非肾小球性血尿
多形性（%）	≥80	<50
棘形红细胞（带 1 个或多个突起）（%）	≥5	<5
MCV（fL）	≤70	>80
红细胞体积曲线	非正态分布	正态分布

1.均一性红细胞血尿

均一性红细胞血尿多为非肾小球性血尿，以正常红细胞或单一形态红细胞为主（＞70%），尿蛋白呈阴性或弱阳性。其红细胞外形和大小正常，呈双凹圆盘状，细胞膜完整。偶见影红细胞或棘形红细胞，但异常形态细胞种类不超过两种。

均一性红细胞血尿常由肾小球以下部位和泌尿道毛细血管破裂所致的出

血，红细胞未受肾小球基底膜挤压，故形态正常。来自肾小管的红细胞虽受pH值及渗透压变化的作用，但因时间短暂，变化轻微，故也属均一性红细胞血尿。

临床常见于以下情况：

（1）暂时性镜下血尿：可见于健康人，尤其是在青少年剧烈运动、急行军、冷水浴、站立时间过长或重体力劳动后。女性患者应注意月经血的污染，应通过询问病史或动态观察加以区别。

（2）泌尿系统疾病：泌尿系统炎症、肿瘤、结核、结石、创伤，肾移植排斥反应和先天性畸形等。血尿有时是泌尿系统恶性肿瘤的唯一临床表现。

（3）生殖系统疾病：前列腺炎、精囊炎等。

（4）其他：各种原因引起的出血性疾病，如免疫性血小板减少症、血友病、再生障碍性贫血等。

2.非均一性红细胞血尿

非均一性红细胞血尿又称为变形红细胞性血尿，多为肾小球性血尿。尿液中异形红细胞含量大于70%，类型至少有两种。常伴有尿蛋白增多和颗粒管型、红细胞管型、肾小管上皮细胞管型等。红细胞多表现为大小改变、形态异常、血红蛋白分布及含量变化，体积可相差3～4倍，常见大红细胞、小红细胞、棘形红细胞、皱缩红细胞与锯齿形红细胞、影红细胞、半月形红细胞、颗粒形红细胞等，其血红蛋白含量不一。

引起非均一性红细胞血尿的因素如下：

（1）肾小球基底膜病理性改变对红细胞的挤压损伤。

（2）各段肾小管内不断变化的pH值渗透压、介质张力、代谢产物（如脂肪酸、溶血磷脂酰胆碱、胆酸等）对红细胞的作用。临床常见于急性肾小球肾炎、慢性肾小球肾炎、慢性肾盂肾炎、红斑狼疮性肾炎、肾病综合征等。

3.混合性血尿

异形红细胞含量为20%～70%，依据某类红细胞超过50%，又可分为以均一性红细胞为主型的血尿和以非均一性红细胞为主型的血尿。混合性血尿提示红细胞可能来源于一个以上部位，有肾小球性，也可伴有非肾小球性。引起混合性血尿的疾病不多，IgA肾病居首位。

（二）白细胞

健康人尿液中的白细胞主要为中性粒细胞，也可出现淋巴细胞、单核细胞及嗜酸性粒细胞。尿液常规检查不要求对白细胞进行分类，但掌握尿液白细胞的形态特征，有助于同白细胞类似的肾小管上皮细胞及其他恶性肿瘤细胞相鉴别。

尿液中性粒细胞呈圆球形，直径 10～14 μm，未染色时的细胞核较模糊，胞质内颗粒清晰可见，无明显退变，常分散存在，外形完整。加 1%乙酸处理后，胞核清晰可见。活的中性粒细胞在尿中有运动和吞噬能力，可吞噬细菌、真菌、红细胞和胆红素结晶等。Wright-Giemsa 染色后粒细胞的胞核呈紫红色，胞质中可见紫色颗粒。

在不同的渗透压和 pH 值条件下，白细胞的形态可发生改变。①在低渗尿液中，中性粒细胞胞质内颗粒呈布朗运动，因光的折射在油镜下可见灰蓝色发光现象，运动似星状闪光，故称为闪光细胞，多见于急性肾盂肾炎；②在低渗及碱性尿液中，白细胞胞体肿大，直径可达 18 μm，约半数在 2 h 内溶解，细胞核着色较淡；③在高渗及酸性尿液中，白细胞常皱缩，直径多为 8～10 μm。

在炎症过程中，中性粒细胞被破坏、变性或坏死，外形多变，不规则，胞质内充满颗粒，胞核模糊不清，常聚集成团，边界不清，称为脓细胞。脓细胞与白细胞并无本质上的区别，两者常相伴增多，而其数量多少则更为重要。尿液白细胞大于 5/HP，称为镜下脓尿。尿液中含大量白细胞，呈乳白色，甚至出现块状，称为肉眼脓尿。

（三）吞噬细胞

吞噬细胞可分为小吞噬细胞和大吞噬细胞。小吞噬细胞来自中性粒细胞，多吞噬细菌等微小物体。大吞噬细胞来自单核细胞，又称为巨噬细胞，体积为白细胞的 2～3 倍，常为圆形或椭圆形，边缘不整；胞核呈类圆形或肾形，结构细致稍偏位；胞质丰富，常有空泡，胞质内有较多吞噬物，如红细胞、白细胞碎片、脂肪滴、精子、颗粒及其他成分。有时胞质还可见空泡及伸出阿米巴样伪足，新鲜尿液中还可见到伪足的活动。

尿液吞噬细胞见于泌尿系统急性炎症，如急性肾盂肾炎、膀胱炎、尿道炎等，且常伴白细胞增多，并伴有脓细胞和细菌。尿液吞噬细胞数量常与炎症程度有密切关系。

（四）上皮细胞

尿中脱落的上皮细胞来源于泌尿系统不同部位，阴道上皮细胞也可混入尿液。根据组织学和形态学分类，上皮细胞对泌尿系统病变的定位诊断有重要的意义。

1.肾小管上皮细胞

肾小管上皮细胞又称多边形细胞或小圆上皮细胞，来源于肾小管，形态不一，常呈多边形，较中性粒细胞约大 1.5 倍，直径为 15 μm 左右，核较大且明显，多为圆形，居中，核膜厚且清晰易见，胞质中有小空泡、颗粒或脂肪小滴，颗粒分布不规则，多少不定。在某些慢性疾病（如慢性肾炎、肾梗死等）时，肾小管上皮细胞易发生脂肪变性，胞质内出现数量不等、分布不均的脂肪颗粒或脂肪滴样小空泡，称为卵圆形脂肪小体或脂肪颗粒细胞，在偏振显微镜下显示"马耳他十字"（如脂肪滴太小，此结构可能不明显）。当血管内溶血时，游离血红蛋白由肾脏排出，产生血红蛋白尿，其中一部分被肾小管上皮细胞重吸收并降解，生成含铁血黄素颗粒。含铁血黄素颗粒若超过肾小管上皮细胞转运能力，在上皮细胞内沉积，细胞脱落随尿排出，形成含铁血黄素尿，尿沉渣经普鲁士蓝染色后可呈蓝色颗粒（尿含铁血黄素试验阳性），常见于急、慢性血管内溶血（当急性血管内溶血时，含铁血黄素尿几天后才出现）。如肾小管上皮细胞内脂肪颗粒或含铁血黄素颗粒较多，甚至覆盖于核上，又称为复粒细胞。

尿液中出现肾小管上皮细胞常见于肾小管病变。成堆出现提示肾小管有急性坏死性病变。肾移植术后大约 1 周，尿液内出现较多的肾小管上皮细胞，随后逐渐减少至恢复正常。当发生排斥反应时，可再度大量出现，并可见上皮细胞管型。

2.移行上皮细胞

移行上皮细胞来源于肾盂、输尿管、膀胱、尿道近膀胱等处，尿液中单独出现少量移行上皮细胞无明显的临床意义。移行上皮细胞增多提示相应部位的病变。

（1）表层移行上皮细胞：又称大圆上皮细胞，其体积、形态可随着器官的充盈和收缩状态而变化。当器官充盈时，脱落细胞体积为白细胞的4～5倍，多呈不规则圆形，胞核较小，常居中；器官收缩时，则胞体较小，为白细胞的2～3倍，形态较圆。健康人尿液中偶见，膀胱炎时大量成片脱落。

（2）中层移行上皮细胞：体积大小不一，常呈梨形、纺锤形或带尾形，胞核较大，呈圆形或椭圆形，又称尾形上皮细胞或纺锤状上皮细胞。因多来自肾盂，故又称为肾盂上皮细胞。有时亦可来自输尿管及膀胱颈部。肾盂、输尿管和膀胱颈部有炎症时可成片出现。

（3）底层移行上皮细胞：形态较圆，与肾小管上皮细胞一起统称为小圆上皮细胞。但两者有差别，底层移行上皮细胞体积较大，而胞核较小。肾小管上皮细胞体积较小，而胞核相对较大。

3.鳞状上皮细胞

鳞状上皮细胞又称扁平上皮细胞，主要来源于尿道外口和阴道上皮的表层。膀胱黏膜移行上皮细胞在炎症作用下，易化生为鳞状上皮，并脱落于尿液中。鳞状上皮细胞为尿液中最大的上皮细胞，扁平似鱼鳞状，不规则，多边多角，边缘常卷曲，胞核很小，呈圆形或卵圆形，有时可有2个以上小核，完全角化者核更小，甚至看不见。健康人尿液中可见少量鳞状上皮细胞，如大量增多并伴有白细胞增多，则提示有泌尿系统炎症。女性常见阴道分泌物来源的阴道鳞状上皮细胞，一般无临床意义。

三、尿液管型

管型是蛋白质、细胞、结晶等有机物或无机物在肾小管（远曲小管）和集合管内凝聚而成的圆柱状蛋白聚体，又称为圆柱状体。管型是尿液重要的病理成分，其出现多提示肾实质性损伤。

管型形成应具备3个基本条件：①原尿中有白蛋白、T-H蛋白，是管型形成的基质，其中T-H蛋白最易形成管型的核心；②肾小管有浓缩和酸化尿液的能力，浓缩可使形成管型的蛋白质及盐类浓度增高，而酸化可促进蛋白质进一步变性凝聚和沉淀；③肾脏有可供交替使用的肾单位，它有利于管型的形成与排泄，即处于"休息"状态的肾单位有尿液淤滞，有足够的时间形成管型，当该肾单位重新排尿时，已形成的管型便随尿液排出。

四、尿液结晶

原尿中的各种物质在不同 pH 值、温度及胶体（主要是黏蛋白）浓度下，溶解度不同。当某溶质浓度超过所处环境的溶解度时，将以结晶形式析出。尿液中出现结晶则称为结晶尿。可根据普通或偏振光显微镜下晶体形态特征，结合溶解条件及尿液 pH 值，鉴别其种类。

（一）酸性尿液中的结晶

易在酸性尿液中出现的结晶主要有草酸钙结晶、尿酸结晶、非晶形尿酸盐等。

1.草酸钙结晶

草酸钙结晶多为无色、方形、闪烁发光的八面体或信封样，有 2 条明显的对角线互相交叉，呈菱形、哑铃形、椭圆形、小圆形等多种形态。草酸钙结晶不溶于乙酸、氢氧化钠，而溶于盐酸。新鲜尿液中含有大量草酸钙结晶，并伴有红细胞增多，提示可能为草酸钙结晶所致泌尿系统结石。

2.尿酸结晶

尿酸结晶呈黄色、暗棕色，大小不一，形态多样，常见如棱形、三棱形、哑铃形、花瓣形、蝴蝶形或不规则形。尿酸结晶可溶于氢氧化钾溶液，不溶于乙酸或盐酸，加氨水溶解后又形成尿酸铵结晶。健康人食入富含嘌呤的食物后可偶见尿酸结晶，若新鲜尿中持续出现尿酸结晶，可见于高尿酸肾病及尿酸结石，亦可见于急性痛风症、儿童急性发热、慢性间质性肾炎等。

3.非晶形尿酸盐

非晶形尿酸盐主要是尿酸钠、尿酸钾、尿酸钙等的混合物，外观呈黄色或淡粉色，为非晶形颗粒状沉淀物。在低温、浓缩或酸性较强的尿液中容易析出沉淀，加热、加碱可溶解，加乙酸、盐酸后变为尿酸结晶。一般无临床意义。

（二）碱性尿液中的结晶

易在碱性尿液中出现的结晶主要是磷酸盐结晶、尿酸铵结晶、碳酸钙结晶等。

1.磷酸盐结晶

磷酸盐结晶包括非晶形磷酸盐、磷酸钙、磷酸铵镁等结晶，常在碱性或接近中性的尿液中出现，源于食物和机体代谢组织分解，为尿液的正常成分。

（1）非晶形磷酸盐结晶为白色颗粒，加酸可溶解。

（2）磷酸钙结晶为无色或灰白色，体积大，呈不规则片状（表面常附有颗粒）、柱状、楔形等，常浮于尿液表面，可溶于乙酸和盐酸。如果长期在尿液中见到大量磷酸钙结晶，则应排除甲状旁腺功能亢进症、肾小管性酸中毒或因长期卧床引起的骨质脱钙。

（3）磷酸铵镁结晶又称三联磷酸盐结晶，呈无色的方柱形、信封状或羽毛状，有强折光性，加热不溶解，加乙酸和盐酸可溶解。当感染引起结石时，尿液中常出现磷酸铵镁结晶。

2.尿酸铵结晶

尿酸铵结晶是尿液与游离胺的结合产物，是碱性尿液中唯一出现的尿酸盐结晶，多为黄褐色不透明晶体，呈树根状、海星状、刺苹果状等。在加热（60 ℃）条件下或在乙酸、氢氧化钠中可溶解，加浓盐酸后可转化为尿酸结晶。尿中出现尿酸铵结晶并伴有大量白细胞则提示为膀胱炎。

3.碳酸钙结晶

碳酸钙结晶为白色或灰白色，呈无定形粒状、哑铃状或球形，加酸后溶解并产生气泡。常与磷酸盐结晶同时出现，无特殊临床意义。

（三）其他结晶

1.胆红素结晶

胆红素结晶见于酸性尿液中，为橘红色，呈束针状、颗粒状、小块状等，可被白细胞吞噬。胆红素结晶可溶解于碱性尿、丙酮、氯仿中，不溶于乙醇。胆红素结晶多见于阻塞性黄疸、急性重型肝炎、肝癌、肝硬化、急性磷中毒等。

2.胱氨酸结晶

胱氨酸结晶是蛋白质的分解产物，呈无色、六边形，为边缘清晰、折光性强的薄片状结晶，可上下重叠排列，也可单独出现。胱氨酸结晶不溶于乙酸而溶于盐酸中，可快速溶解于氨水中，加乙酸后结晶可重新出现。健康人尿液中少见，大量出现见于肾结石、膀胱结石。

3.亮氨酸结晶与酪氨酸结晶

亮氨酸结晶与酪氨酸结晶见于酸性尿液中。亮氨酸结晶呈淡黄色，为褐色小球形或油滴状，内有密集辐射状条纹，折光性强，加入10%甲醛和45%硫酸，混匀煮沸呈绿色。酪氨酸结晶为略带黑色的细针状、成束状或羽毛状结晶，加热可溶解，可溶于氢氧化钾而不溶于乙酸。亮氨酸与酪氨酸是蛋白质分解的产物，两者在尿液中常同时出现，见于急性重型肝炎、白血病、急性磷中毒等有大量组织坏死病变时，可偶见于糖尿病性昏迷者。

4.胆固醇结晶

胆固醇结晶多为缺角的长方形或正方形，类似相互重叠的玻璃样，为无色透明、淡绿色或黄色，因尿比重低而常浮于尿液的表面，呈薄片状，可溶于有机溶剂。胆固醇结晶见于肾淀粉样变性、尿路感染及乳糜尿患者。

第五章　粪便检验

粪便是食物在体内被消化吸收营养成分后剩余的最终排泄物。食物经口腔、咽喉、食管入胃后被消化形成半液体状的食糜，再由胃进入十二指肠，经胰液、胆汁、小肠继续充分消化，并在消化的同时将已消化的营养成分吸收到血液中，不能消化的残渣、消化道分泌物、肠道黏膜脱落物、大量细菌、无机盐和水分等形成粪便，通过直肠由肛门排出体外。

粪便检查的主要目的如下：①了解消化道有无炎症、出血、梗阻、寄生虫感染等。②对消化道出血进行鉴别诊断，开展消化道肿瘤筛查。③根据粪便的性状和组成了解消化状况，以间接判断胃肠、胰腺、肝胆系统的功能状况。④检查有无致病菌，以协助诊断肠道传染病。

第一节　粪便标本采集和处理

标本的采集、存放与运送得当与否，对检验结果的准确性有着直接的影响。采集时应根据不同的检验项目分别采取不同的采集方法。

一、标本采集

（一）标本要求

一般采取自然排出的粪便，无粪便而又必须检查时可经肛门指诊采集粪便；留取粪便的容器应为清洁干燥的玻璃瓶、塑料盒或专用纸盒，如便盆或坐厕中的粪便常混有尿液、消毒剂及污水等，可破坏粪便的有形成分；灌肠或服油类泻剂的粪便常因过稀且混有油滴等，影响检验结果，不适宜做检验标本；做细菌培养时，应盛于专用的灭菌、有盖的容器内，及时送检。

（二）常规标本

常规检查包括外观和显微镜检查，只需取指头大（3～5 g）粪便送检即可，应取新鲜标本，选择含有异常成分的粪便，如黏液或脓血等病理成分；外观无异常的粪便必须从表面、深处及粪端多处取材。

（三）寄生虫检查标本

检查血吸虫毛蚴，至少采集标本 30 g，必要时取全份标本送检；如查寄生虫虫体及做虫卵计数时，应采集 24 h 粪便，从粪便脓血和稀软部分取材，立即送检；运送及检查时均需保温，保持滋养体活力以利检出；蛲虫卵检验用浸泡生理盐水棉签或透明薄膜拭子于晚 12 时或清晨排便前，自肛门皱襞处拭取粪便送检；原虫和某些蠕虫有周期性排卵现象，未查到寄生虫和虫卵时，应连续送检 3 天，以免漏诊。

（四）隐血试验

用化学法检验时为避免出现假阳性，应于试验前 3 天禁食肉类、动物血和某些蔬菜等，并禁服铁剂及维生素 C 等可干扰试验的药物。

（五）脂肪定量试验

先定量服食脂肪膳食，每天 50～150 g，连续 6 天，从第 3 天起开始收集 72 h 内的粪便，将收集的标本混合称量，从中取出 60 g 左右送检。如用简易法，可在正常膳食情况下收集 24 h 标本，混合后称量，从中取出 60 g 的粪便送检。

（六）粪胆素原定量试验

连续收集 3 天的粪便，每天将粪便混匀称重后取出约 20 g 送检。查胆汁成分的粪便标本不应在室温中长时间放置，以免阳性率降低。

二、标本处理

纸类容器可于焚化炉内进行焚化处理。玻璃或瓷器容器应浸入 5%甲酚皂溶液中 24 h，或浸入 0.1%过氧乙酸中 12 h，弃液，再煮沸、用流水冲洗、晾干或烘干备用。

第二节　粪便一般检查

一、理学检查

（一）量

健康成人排便次数可隔天 1 次至每天 2 次，多数为每天 1 次，每次排便量为 100～250 g（干重 25～50 g）。健康人粪便量可随食物种类、进食量及消化器官功能情况而变化。进食细粮及肉食者，粪便细腻而量少；进食粗粮或多食蔬菜者，因粪便纤维含量高而粪便量多。当胃肠、胰腺有炎症或功能紊乱时，粪便量和排便次数均有不同程度的增加。

（二）颜色

健康成人粪便颜色因含粪胆素呈黄褐色。婴儿粪便因胆绿素未转变为胆红素，导致其颜色呈黄绿色或金黄色。久置后由于粪便中的胆绿素被氧化可致颜色加深。粪便颜色变化及其临床意义如下。

1.淡黄色

淡黄色见于乳儿便、消化不良或服用大黄、山道年药物等。

2.白色、灰白色

白色、灰白色见于服用硫酸钡（钡餐造影）、胆道阻塞（因胆道内胆汁减少或缺如）等。

3.绿色

绿色见于食用大量绿色蔬菜、甘汞等。

4.红色

红色见于肠道下段出血如直肠癌、肛裂、痔疮出血，或进食番茄、西瓜等。

5.果酱色

果酱色见于阿米巴痢疾、肠套叠，或食用大量咖啡、巧克力、可可、樱桃等。

6.黑色（柏油色）

黑色见于上消化道出血。

（三）性状

健康成人的粪便为圆柱状成形或半成形软便。其性状、硬度常与进食的食物种类有关。在病理情况下，常呈现以下特征性变化。

1.稀糊状或稀汁样便

（1）各种感染性及非感染性因素刺激消化道，使肠蠕动亢进或肠黏膜分泌过多所致。最常见于急性肠炎、服导泻药及甲状腺功能亢进症等。

（2）乳儿消化不良时，因肠蠕动过快，胆绿素由粪便排出，呈绿色稀便。

（3）伪膜性肠炎时，粪便呈黄绿色稀汁样便，并含有伪膜，量在 3000 mL 以上或更多。

（4）艾滋病患者伴肠道孢子虫感染时，可排出大量稀水样便。

（5）副溶血弧菌食物中毒，排洗肉水样便。

（6）出血性坏死性肠炎排出红豆汤样便。

2.黏液便

在生理情况下，粪便中有少量黏液，与粪便均匀混合而不易被看见。肉眼可见大量黏液则为异常，见于肠壁受刺激或炎症，如肠炎或细菌性痢疾等。

（1）黏液附着于粪便表面，常见于直肠炎。

（2）透明胶冻样黏液附着于粪便表面时，见于痉挛性便秘、黏液性肠炎、情绪激动。

（3）黏液混匀于粪便中，见于小肠病变。

（4）黏液非混匀于粪便中且较集中，见于大肠病变。

（5）血液与脓细胞的混合性黏液便，常为溃疡性结肠炎、细菌性痢疾、结肠癌等。

（6）细菌性痢疾则以黏液及脓细胞为主，脓中带血。

（7）阿米巴痢疾时，以红细胞为主，粪便呈暗红色，稀果酱样，血中带脓。

3.柏油样便

粪便呈褐色或黑色，质软，富有光泽，如柏油状，隐血试验呈阳性。红细胞在胃肠液作用下被破坏，释放出的血红蛋白，在肠道细菌作用下，进一步降解为血红素、卟啉和铁，铁与肠道分解产生的硫化氢生成硫化铁而呈黑色，并刺激肠壁分泌过多黏液而附着于粪便表面，使其富有光泽，形成柏油样便。柏油样便多见于各种原因引起的上消化道出血。服用活性炭、铋剂、铁剂时粪便也呈黑色，但无光泽且隐血试验呈阴性。

4.脓性或脓血便

粪便中有脓性分泌物或脓血，见于肠道下段病变，如阿米巴痢疾以血为主，血中带脓呈稀果酱样便；细菌性痢疾以脓为主，脓中带血；还见于直肠癌、结肠癌、溃疡性结肠炎、局限性肠炎等。

5.胶冻样便

肠激惹综合征患者常在腹部绞痛后排出黏冻样、膜状或纽带状物，慢性细菌性痢疾也可排出胶冻样便。

6.鲜血便

直肠息肉、直肠癌、肛裂及痔疮均可见鲜血便。痔疮时常在排便之后有滴血现象，而其他疾病则鲜血附着于粪便表面。

7.米泔样便

粪便呈淘米水样、量大，见于重症霍乱和副霍乱患者。

8.白陶土样便

各种原因引起的胆道梗阻，因排入肠道的胆汁减少或缺失，粪胆素生成量减少所致。胃肠道钡餐造影术后粪便也可呈白陶土样。

9.细条状便或扁片状

排出细条状或扁条状便，多见于结肠紧张亢进、直肠癌或肠道狭窄。

10.乳凝块便

乳儿的粪便中有黄白色乳凝块，常见于脂肪或酪蛋白消化不全、婴儿消化不良、婴儿腹泻。

11.硬结便

粪便呈坚硬圆球或羊粪状。常因习惯性便秘，粪便在结肠内停留过久，水分被过度吸收所致。多见于老年人和产后无力排便者。

（四）气味

正常粪便的臭味主要是氨、硫化氢、靛基质、粪臭素挥发性胺等气体产生，而甲烷、二氧化碳及氧等均无气味。一般情况下肉食者粪便臭味较重，素食者粪便臭味较轻。

1.恶臭味

慢性肠炎、胰腺疾病、结肠或直肠癌溃烂时多因未消化的蛋白质发生腐败而致粪便有恶臭味。

2.血腥臭味

见于阿米巴肠炎。

3.酸臭味

当脂肪、糖类消化不良或吸收不良时，由于脂肪酸分解及糖发酵粪便有酸臭味。

二、化学检查

粪便的化学检查有酸碱度反应、隐血试验、粪胆素、粪胆素原和脂肪测定等，其中最常用且具有重要临床意义的是粪便隐血试验。

（一）隐血试验

上消化道出血量小于 5 mL 时，因少量红细胞可被消化分解，粪便中无可见的血液，且红细胞被破坏，显微镜检查也未见红细胞，需用化学法或免疫法等其他方法才能证实的出血，称为粪便隐血，检查粪便隐血的试验称为粪便隐血试验（FOBT）。

1.检测方法及原理

（1）化学法：血红蛋白中的亚铁血红素有类似过氧化物酶的活性，能催化过氧化氢作为电子受体使色素原氧化呈色，将受体邻联甲苯胺氧化成邻甲偶氮苯而显蓝色，呈色深浅反映了 Hb 的多少，即出血量。这类方法众多，除邻联甲苯胺法外，还有氨基比林法、愈创木酯法等，其原理基本相同。

（2）免疫学方法：如免疫单向扩散法、对流免疫电泳、酶联免疫吸附试验、免疫斑点法、乳胶免疫化学凝聚法等。目前，多采用单克隆抗体免疫胶体金法，其原理如下。胶体金是由氯化金和枸橼酸合成的胶体物质，呈紫红色。在试带的检测线上包被的是羊抗人 Hb 多克隆抗体，而在质控线处包被有羊抗鼠 IgG 抗体，乙酸纤维膜上吸附胶体金标记羊抗人 Hb 单克隆抗体，试带中含有分布均匀的金标记鼠 IgG。检测时，将试带浸入粪悬液中，悬液通过层析作用，沿着试带上行。如粪便中含有 Hb，在上行过程中与胶体金标记羊抗人 Hb 单克隆抗体结合，待行至羊抗人 Hb 多克隆抗体线时，形成金标记羊抗人 Hb 单克隆抗体-粪 Hb-羊抗人 Hb 多克隆抗体复合物，在试带上显现一条紫红色线（被检测标本呈阳性）；试带上无关的金标记鼠 IgG 随粪悬液上行至羊抗鼠 IgG 处时，与之结合形成另一条紫红色线，为试剂质控对照线（阳性对照线），即隐血试验阳性时试带出现 2 条紫红色线，如果阳性对照线无紫红色线出现即说明试带已失效。

（3）其他方法

卟啉荧光法血红蛋白荧光测定（HQT）：血红蛋白在热草酸试剂的作用下，使血红素变为原卟啉进行荧光检测，除可测定粪便中未降解的血红蛋白外，还可测定血红素衍生物卟啉，克服了化学法和免疫法受血红蛋白降解而影响检测结果的缺点，对上、下消化道出血有同样的灵敏度（2 mg/g

粪便），但仍受外源性血红素卟啉类物质干扰，且方法较复杂（手工法需90 min）。灵敏度是愈创木酯法的 2 倍，但特异性降低。如食用肉类和服用阿司匹林可影响试验。

核素法：又称放射性核素铬（^{51}Cr）法，用 ^{51}Cr 标记的红细胞经静脉注射后，在正常情况下不进入消化道，当消化道出血时则进入并随粪便排出，将粪便放射性与每毫升血液放射性进行比较计算，得出肠道出血量。其灵敏度高于化学法，检测隐血特异，不受外源性动物血红蛋白等影响，故无需限制饮食。因价格贵和放射因素，限制了广泛应用，不适宜对人群进行筛检。

转铁蛋白（Transferrin, Trf）法：当胃肠道出血时，粪便中可出现大量的Trf。Trf 抗菌能力强，稳定性高于 Hb。Trf 与粪便混悬液在 37 ℃孵育 4 h 后，抗原活性无明显变化，而 Hb 已丧失 65%抗原活性。可见 Trf 兼有证实肠道出血的特异性和对抗细菌分解的稳定性，是检测消化道出血的良好指标。灵敏度达 2 mg/L，单独或联合检测粪便隐血可作为消化道出血的有效标志。联合检测 Trf 和 Hb，假阴性降低，有助于筛检早期大肠癌。

2.方法学评价

化学法与免疫法均为临床上常用的粪便隐血检测方法，可根据需求选用，但免疫法不易受各种动物血红蛋白及食物干扰，应用较广。目前，国内外尚无统一的标准化方法。美国胃肠病学会（ACG）推荐使用化学法或免疫法。

（1）化学法：化学法为传统方法。化学法虽有多种色原性反应底物，但试剂不稳定，且有毒性，特异性较低，动物性食物中含有的血红蛋白、肌红蛋白等可使结果呈假阳性。化学法用于诊断上消化道出血，结果较免疫法更为可靠。常用的化学法有邻联甲苯胺法、愈创木酯法等，传统使用的化学试验已经被目前的试带法所替代，使检测更加便捷。作为大批量肠癌筛查以氨基比林法为主，愈创木酯法更价廉、方便。

（2）免疫法：单克隆抗体免疫胶体金法是粪便隐血试验发展较快的方法之一，胶体金与单克隆抗体结合稳定性好，可定性和半定量测定，判断结果准确。其特异性、灵敏度都较高，一般含 Hb 为 0.2 mg/L 或 0.03 mg/g 的粪便即可检出，且不易受各种动物 Hb 及食物干扰，方便、快速，并可鉴别消化道出血部位，在临床上已得到广泛应用，也是目前认为普查大肠癌较为实用的方法。但应该注意以下几点：①免疫胶体金法存在抗原过剩所致的假阴性；②当上消化道出血时，Hb 在消化道内被消化降解，可能出现假阴性。

3.质量保证

（1）化学法：①标本因素：患者应素食 3 天，并于检查前 3 天内禁食肉类及含动物血的食物；禁服铁剂和维生素 C 等。如粪便标本陈旧、血液在肠道停留过久、血红蛋白被细菌降解，可导致假阴性。牙龈出血、鼻出血、月经血都可导致阳性反应。②器材和试剂：器材污染铜离子、铁离子、消毒剂、溴、铁、硼酸、过氧化物酶等导致假阳性；H_2O_2 应在检查前配制，浓度低、试剂保存温度和湿度不当（如冰冻、受光、受热和受潮等）可失效，并做阳性对照试验。③试验反应时间不足、显色判断不准可导致假阴性。

（2）免疫单克隆抗体法：①生理因素：胃肠道每天排出血液 0.5～1.5 mL/24 h，个别可达 3 mL/24 h，长跑运动员平均可达 4 mL/24 h。服用阿司匹林 2.5 g，即可引起消化道出血 2～5 mL/24 h，用免疫学检查法检查粪便隐血可呈阳性。②标本因素：为避免后带现象引起的假阴性，对明显柏油样而检测结果呈阴性的标本，应适当稀释标本后再检查。③反应温度：抗原-抗体反应受温度影响较大，当气温过低时，应适当延长反应时间或保温，否则可致假阴性。④药物影响：因本法灵敏度高，一些刺激胃肠道的药物也可致假阳性。

4.参考区间

阴性。

5.临床意义

粪便隐血试验主要用于消化道出血、消化道肿瘤的筛查、诊断和鉴别。

（1）消化道病变：消化性溃疡、肠结核、溃疡性结肠炎、结肠息肉等隐血试验常为阳性。如消化道溃疡可呈间断性阳性，阳性率为 50%～77%。消化道溃疡经治疗后，粪便颜色趋于正常，隐血试验阳性仍可持续 5～7 天，此后出血完全停止，即可转阴，故粪便隐血试验为临床判断出血是否完全停止较可靠的指标。

（2）消化道肿瘤：隐血试验是消化道恶性肿瘤诊断的一个筛选指标，有助于早期发现老年人消化道恶性肿瘤，如胃癌、结肠癌、直肠癌等。消化道肿瘤隐血试验呈持续性阳性，其阳性率为87%～95%，而消化道溃疡出血为间断性阳性，故通过隐血试验可进行消化性溃疡与肿瘤出血的鉴别。

（3）药物性胃黏膜损伤：隐血试验阳性可见于药物所致的胃黏膜损伤，如服用阿司匹林、糖皮质激素、吲哚美辛等。

（4）其他疾病：血友病、急性白血病、恶性组织细胞病、流行性出血热、钩虫病、回归热、血吸虫病等隐血试验可呈阳性。

（二）脂肪

粪便脂肪检查是了解消化功能和胃肠道吸收功能的检测项目之一。粪便脂肪定量检查方法有称量法、滴定法和脂肪吸收率法等。

1.检测方法及原理

（1）称量法：将粪便经盐酸处理后，粪便中结合脂肪酸变成游离脂肪酸，再用经乙醚、石油醚等有机溶剂萃取处理后的中性脂肪及游离脂肪，经蒸发除去有机溶剂后，在分析天平上精确称其重量。

（2）滴定法：将粪便中脂肪与氢氧化钾的乙醇溶液一起煮沸皂化，冷却后加入过量的盐酸使脂皂变成脂酸，再以石油醚提取脂酸，取 1 份提取液蒸干，用中性乙醇溶解残渣，以氢氧化钠滴定，计算总脂肪酸含量。

（3）脂肪吸收率法：用脂肪定量来计算脂肪吸收率，以了解胰腺、肝脏和肠道功能。在测定前 2～3 天给予患者每天脂肪含量为 100 g 的标准膳食，从第 3 天起开始收集粪便，并收集标本混合称量，从中取出 60 g 左右送检。连续 3 天收集 24 h 粪便做总脂测定，脂肪吸收率计算如下：

$$脂肪吸收率 = \frac{膳食总量 - 粪便总量}{膳食总脂量} \times 100\%$$

2.方法学评价

常用的粪便脂肪检查方法有显微镜法、称量法和滴定法。

（1）显微镜法：简便易行，准确性低，只能作为消化吸收不良的筛检试验，不能作为诊断依据。

（2）称量法和滴定法：称量法和滴定法为定量法，准确客观，但操作复杂，临床应用较少，测定总脂肪酸，不包括含中性脂肪的甘油部分，在普通饮食情况下，总脂与总脂肪酸相差不大。

3.参考区间

成人粪便总脂量（以总脂肪酸计算）：2～5 g/24 h，或为干粪便的 7.3%～27.6%；成人进食脂肪 50～150 g/24 h，排出量<7 g，脂肪吸收率>95%。

4.临床意义

粪便脂肪主要来自食物，少部分来自胃肠道分泌、细胞脱落和细菌代谢。粪便脂肪包括结合脂肪、游离脂肪酸和中性脂肪。粪便脂肪测定主要了解人体的消化或吸收功能，间接诊断消化道疾病。在病理情况下，脂肪消化吸收能力减退时，粪总脂量大量增加，若 24 h 粪总脂量超过 6 g，则称为脂肪泻。粪便脂肪增加可见于以下情况。

（1）胰腺疾病：慢性胰腺炎、胰腺癌、胰腺纤维囊性变等，因胰脂酶缺乏，使脂肪消化能力降低。

（2）肝胆疾病：胆汁淤积性黄疸、胆汁分泌不足、病毒性肝炎、肝硬化等，使脂肪乳化能力降低。

（3）肠道疾病：乳糜泻、惠普尔病、蛋白性肠病等，使脂肪吸收能力降低。

三、显微镜检查

粪便显微镜检查是临床检验的常规项目，主要检查粪便中有无病理成分，如细胞、寄生虫、结晶、细菌、真菌、原虫等，有助于消化道疾病和肠寄生虫病的诊断与治疗。

（一）细胞

1.红细胞

粪便中红细胞呈草黄色、略有折光性的圆盘状，可因粪便 pH 值的影响而呈皱缩状，或标本放置时间过久而形成环状影细胞。红细胞易与酵母菌混淆，如加冰醋酸后，红细胞溶解而酵母菌不溶，也可通过瑞特染色观察形态以对两者进行鉴别。

正常粪便无红细胞。在肠（下消化道）出血、感染、恶性肿瘤时可见。在上消化道出血时，因胃液的消化作用，红细胞被破坏，显微镜下很难见到，可通过隐血试验来证实。而下消化道炎症或出血时可出现数量不等的红细胞，如痢疾、溃疡性结肠炎、结肠癌、直肠息肉、痔疮等。患消化道疾病时由于炎症损伤出血，白细胞、红细胞可同时存在；患细菌性痢疾时的红细胞多分散存在且形态正常，红细胞数量少于白细胞；患阿米巴痢疾时红细胞多粘连成堆并有残碎现象，红细胞数量多于白细胞。

2.白细胞（脓细胞）

粪便中常见中性粒细胞，形态完整者与血液中的粒细胞无差别，大小为10～20 μm，多呈圆形或不规则形。在病理情况下，中性粒细胞呈灰白色，胞体肿胀、坏死、破碎、结构不完整，胞质内充满细小的颗粒和细胞核不清楚的中性粒细胞，常成堆出现，即脓细胞。

正常粪便无或偶见白细胞。在病理情况下，白细胞数量与炎症轻重及部位有关。在患肠炎时，白细胞增多不明显，一般<15/HP，分散存在，均匀混合于粪便中；在患细菌性痢疾、溃疡性结肠炎时，出现大量白细胞或成堆的脓细胞；在患过敏性肠炎、肠易激综合征、肠道寄生虫病（如钩虫病及阿米巴痢疾）时，粪便经涂片染色后，可见较多的嗜酸性粒细胞，同时可伴有夏科-莱登结晶。

3.大吞噬细胞（巨噬细胞）

大吞噬细胞是一种来自血循环，能吞噬较大细胞及异物的大单核细胞。细胞体积大，一般直径>20 μm，为中性粒细胞体积3倍或以上，呈圆形、卵圆形或不规则形，胞核1～2个，大小不等，常偏于一侧，内外质界限不清；常含有吞噬的颗粒、细胞碎屑或较大的异物；可散在分布或成群出现，细胞多有不同程度的退化变性现象；有时形态与溶组织内阿米巴滋养体相似，应特别注意鉴别。

4.上皮细胞

正常粪便中上皮细胞为肠黏膜上皮细胞。其形态呈卵圆形或短柱状，两端钝圆，细胞较厚，结构模糊，夹杂于白细胞之间。正常粪便脱落上皮细胞很少见到柱状上皮细胞。柱状上皮细胞增多，见于结肠炎症、伪膜性肠炎等。

（二）食物残渣和结晶

在正常情况下，食物经充分消化粪便中极少见食物残渣，当消化道发生病变时，消化功能减退，缺乏脂肪酶或胃蛋白酶，造成消化不良和吸收障碍，因而使脂肪水解不全，肌纤维、植物细胞及植物纤维等食物残渣增多。常见于各种原因引起的脂肪泻、腹泻、慢性胰腺炎、肠蠕动亢进等。

1.食物残渣

（1）淀粉颗粒：正常粪便偶见淀粉颗粒。外形为同心性线纹或不规则放射线纹，大小不等的圆形、椭圆形或多角形颗粒，无色，具有一定折光性，滴加碘液后呈黑蓝色，若部分水解为糊精者则呈棕红色。粪便中出现大量淀粉颗粒常见于消化不良、腹泻、慢性胰腺炎、胰腺功能不全等。

（2）脂肪：粪便中脂肪经过苏丹Ⅲ染色后可分为中性脂肪、游离脂肪酸和结合脂肪酸 3 种形式。中性脂肪即脂肪小滴，呈大小不一的圆形、折光性强的小球状，苏丹Ⅲ染色后呈朱红色或橘红色。游离脂肪酸呈片状、针束状结晶，加热后即熔化，片状者苏丹Ⅲ染成橘黄色，而针状者不着色。结合脂肪酸是脂肪酸与钙、镁等结合形成的不溶性物质，呈黄色、不规则块状或片状，加热不溶解，不被苏丹Ⅲ染色。健康人食物中脂肪经胰脂肪酶消化分解后95%以上被吸收，粪便中很少见到。当患消化系统疾病时，可因缺乏脂肪酶而使脂肪水解不全，脂肪消化吸收出现障碍，粪便中脂肪增多，多见于胰腺功能减退、胆汁分泌失调和腹泻患者。当患慢性胰腺炎时，粪便量多、呈泡沫状，呈灰白色有光泽，恶臭，镜检有较多脂肪小滴。

（3）肌肉纤维：为淡黄色条状、片状、有纤细的横纹，断端常呈豆角形，如加入伊红可染成红色。食用肉主要是动物横纹肌，经蛋白酶消化分解后大部分消失。在病理情况下，肠蠕动亢进、腹泻或蛋白质消化不良时可增多，提示胰腺功能严重不全。

（4）结缔组织与弹力纤维：为无色或微黄色束状边缘不清晰的线条状物，加 30%醋酸后结缔组织膨胀呈胶状，丝状弹性纤维形态更为清晰。胃蛋白酶缺乏时粪便中结缔组织增多，常与弹力纤维并存，其边缘轮廓较明显而分叉。

（5）植物细胞及植物纤维：可见形态繁多的植物细胞，呈圆形、长圆形、多角形，双层细胞壁，细胞内有叶绿素小体，需注意与寄生虫卵相区别。植物纤维导管常为螺旋形。植物细胞及植物纤维增多见于胃蛋白酶缺乏症、肠蠕动亢进和腹泻等。

2.结晶

健康人粪便内可见多种结晶，如夏科-莱登结晶、血红素结晶、脂肪酸结晶、胆红素结晶，一般无临床意义。

（1）夏科-莱登结晶：无色透明菱形、两端尖长、大小不等、折光性强的结晶，多见于过敏性肠炎、阿米巴痢疾，并与嗜酸性粒细胞同时存在。

（2）血红素结晶：棕黄色斜方形结晶，不溶于氢氧化钾溶液，遇硝酸呈蓝色，多见于胃肠道出血。

（3）脂肪酸结晶：多呈针状，苏丹Ⅲ染色呈红色，多见于阻塞性黄疸，由胆汁排泄减少引起的脂肪酸吸收不良所致。

（4）胆红素结晶：系黄红色成束的小针状或小片状结晶，溶于氢氧化钠溶液，遇硝酸可显绿色，多见于细菌性痢疾、乳儿粪便中。

（三）病原学检查

1.寄生虫卵和原虫

粪便检验是诊断肠道寄生虫感染最直接和最可靠的方法。可在粪便中查出的寄生虫如下。

（1）蠕虫卵：蛔虫卵、钩虫卵、鞭虫卵、蛲虫卵、华枝睾吸虫卵、血吸虫卵、姜片虫卵和带绦虫卵等。

（2）鞭毛虫和纤毛虫：蓝氏贾第鞭毛虫、结肠小袋纤毛虫、人肠毛滴虫、肠内滴虫、迈氏唇鞭毛虫等。

（3）原虫：溶组织内阿米巴、哈氏门内阿米巴、微小内蜒阿米巴、布氏嗜碘阿米巴、结肠内阿米巴等。

（4）虫体和节片：蛔虫、蛲虫、钩虫、猪肉绦虫、牛肉绦虫等。

检查寄生虫卵的方法有直接涂片法、厚涂片透明法、加藤法、浓集法（自然沉淀法、离心沉淀法、甲醛-乙酸乙酯沉淀法）、浮聚法等。可根据不同虫卵的特点选择不同方法，其中厚涂片透明法、加藤法、甲醛-乙酸乙酯沉淀法为世界卫生组织（WHO）推荐的方法。

2.微生物

（1）正常菌群：健康人粪便中可见较多正常菌群，其菌量和菌谱处于相对稳定状态，保持着细菌与宿主间的生态平衡。以大肠杆菌、厌氧杆菌、肠球菌等为主，约占80%；产气杆菌、变形杆菌、铜绿假单胞菌等为暂住菌，不超过10%。婴儿粪便中主要为双歧杆菌、拟杆菌、葡萄球菌和肠杆菌等。但在某些病理情况下，如长期应用抗生素或免疫抑制剂，其菌量和菌谱发生改变造成菌群失调，即粪便中革兰氏阳性球菌与革兰氏阴性菌比例大于1:10，正常菌群减少甚至消失，而葡萄球菌和/或真菌等明显增多，临床上称为肠道菌群失调症。

（2）幽门螺杆菌（HP）：是慢性活动性胃炎、消化性溃疡、黏膜相关淋巴组织（MALT）淋巴瘤和胃癌的主要致病因素。检查幽门螺杆菌除尿素呼吸试验和血清抗HP抗体检查外，也采用酶免法检查粪便HP抗原，或PCR扩增法检测粪便HP基因，慢性胃炎患者HP的检出率很高，为50%~80%，慢性活动性胃炎患者HP检出率更高，达90%以上。

（3）霍乱弧菌：健康人胃酸可杀灭霍乱弧菌，当胃酸分泌缺乏或低下，或入侵的霍乱弧菌数量较多，未被杀灭的弧菌就进入小肠，在碱性肠液内迅速繁殖，并通过黏液对细菌的趋化吸引作用、细菌鞭毛活动及弧菌黏蛋白溶解酶和黏附素等的作用，黏附于小肠黏膜的上皮细胞表面，在此大量繁殖。检查霍乱弧菌的标本以粪便为主，其次为呕吐物，可用悬滴法检查和涂片染色检查。

（4）真菌：分为单细胞（酵母菌）和多细胞（丝状菌或霉菌）两类。健康人粪便中极少见。粪便中真菌可见普通酵母菌、人体酵母菌、假丝酵母菌（念珠菌）。在病理情况下以假丝酵母菌最为多见，在排除标本污染的前提下，常见于长期使用广谱抗生素、使用激素、使用免疫抑制剂、需放射治疗和经化学治疗之后及各种慢性消耗性疾病。

第六章　浆膜腔液检验

浆膜腔一般指人体的胸膜腔（胸腔）、腹膜腔（腹腔）、心包膜腔（心包腔）等。正常情况下，这些浆膜腔内仅含有少量液体，并在腔内起到润滑的作用。病理条件下，浆膜腔内可发生积液，即胸腔积液、腹腔积液、心包积液等。按积液产生原因及性质不同又可分为渗出液和漏出液，前者为炎性积液，一般见于细菌感染；后者为非炎性积液，一般由渗透压改变所致。

浆膜腔液的检验目的是根据积液产生原因及理化特点，鉴别积液的性质，以便更好地诊断和治疗疾病。

第一节　浆膜腔液穿刺适应证

（1）诊断性穿刺，抽液检查明确病原学诊断及了解其性质和病因者。

（2）渗出性胸膜炎积液过久不吸收，或发热持续不退，或为减轻大量积液所致的压迫，导致呼吸循环障碍者。

（3）结核性胸膜炎化学疗法后中毒症状减轻仍有较多积液者。

（4）肺炎后胸膜炎胸腔积液较多者。

（5）外伤性血、气胸。

（6）肝硬化等疾病所致大量腹水引起严重胸闷、气促者，可适量放液，以缓解症状。

（7）腹腔内注射药物治疗者。

（8）拟行腹水回输者。

（9）心包炎伴大量积液出现心包填塞症状者。

第二节　标本采集

浆膜腔积液标本由临床医师在无菌条件下，对各积液部位行穿刺采集。送检标本最好留取中段液体于消毒容器内，常规及细胞学检查约留取 2 mL，生化检验留 2 mL，厌氧菌培养留 1 mL。如查结核杆菌则约需 10 mL。为防止出现凝块、细胞变性、细菌破坏自溶等，除应即时送检外，常规及细胞学检查宜用 1/60 标本量的 100 g/L EDTA 抗凝，并立即离心浓集细胞，否则应在标本内加入乙醇至 10%的浓度，置冰箱保存。生化检查标本宜用肝素抗凝。另留 1 管不加任何抗凝剂，用以观察有无凝固现象。

第三节　一般检查

一、量

（一）参考值

胸腔液<20 mL。
腹腔液<50 mL。
心包腔液<30 mL。

（二）临床意义

增多常见于结核性胸膜炎、肺炎、肺癌、结核性腹膜炎、肝硬化、恶性肿瘤、结核性心包炎、风湿性心包炎、化脓性心包炎等。

二、颜色

（一）红色

红色可能由结核菌感染、肿瘤、出血性疾病、内脏损伤及穿刺损伤所致。

（二）黄色脓样

黄色脓样见于葡萄球菌性肺炎、阑尾炎等化脓性感染，由大量细胞和细菌存在所致。

（三）乳白色

乳白色为胸导管淋巴管阻塞，如丝虫病、肿瘤等。

（四）绿色

绿色见于铜绿假单胞菌引起的胸、腹膜炎。

三、凝块

（1）漏出液中含纤维蛋白原少，一般不易凝固。

（2）渗出液含纤维蛋白原较多并有大量细胞和组织裂解产物，故可自凝并有凝块出现。

四、比重

漏出液比重多在 1.015 以下。渗出液比重多在 1.018 以上。

五、气味

正常无特殊气味。粪臭味：多见于大肠杆菌感染。恶臭味：多见于由厌氧菌感染导致的积脓。

第四节　化学检查

一、pH

漏出液 pH>7.4；渗出液一般偏低。

化脓性感染时积液 pH<7.0，同时伴有葡萄糖含量降低。pH 降低还可见类风湿病、结核、恶性肿瘤、红斑狼疮性胸膜炎。胸腔积液 pH 在 6 以下，对诊断食管破裂有参考价值。在恶性胸腔积液时，如积液的 pH 低于 7.3，则患者的存活期较短。

二、黏蛋白

（一）原理

浆膜黏蛋白是一种酸性糖蛋白，等电点在 pH 3～5，因此在稀乙酸溶液中产生白色雾状沉淀。

（二）参考值

阴性。

（三）临床意义

渗出液呈阳性反应；漏出液为阴性。但漏出液吸收浓缩、体腔瘘经穿刺或人工气胸后亦可呈阳性。

三、蛋白质定量

漏出液蛋白质总量多在 25 g/L 以下；渗出液蛋白质总量多在 30 g/L 以上。蛋白质如在 25～30 g/L，则难判明其性质。

四、葡萄糖定量

漏出液中葡萄糖含量与血糖近似；渗出液中葡萄糖可被某些细菌分解而减少。在患化脓性胸膜炎时，积液中葡萄糖含量明显减少，常<1.12 mmol/L；结核性胸膜炎时，约半数病例葡萄糖含量<3.3 mmol/L；癌性胸腔积液中葡萄糖含量多与血糖相似，仅有 10%的患者减少，但当癌细胞广泛浸润胸膜时，积液中糖量可减少，常为 1.68～3.3 mmol/L。

可利用腹水葡萄糖/血清葡萄糖的比值来诊断结核性腹膜炎，结核性腹膜炎者比值小于 0.96，非结核性者比值大于 0.96，两者具有显著性差异。

五、乳酸

浆膜腔积液中乳酸含量测定有助于细菌性感染与非细菌性感染的鉴别诊断，当乳酸高达 6 mmol/L 时，应高度提示有细菌感染，尤其在应用抗生素治疗后的胸腔积液，一般细菌检查又为阴性时更有价值。类风湿病、充血性心力衰竭及恶性肿瘤引起的积液中乳酸含量也可见轻度升高。

第五节　显微镜检查

一、细胞计数

细胞总数计数应把全部有核细胞（包括间皮细胞）都计入。清亮或微浑的标本，可直接计数；如果标本中细胞数量过多，可稀释标本后计数。

（一）直接计数法

如比较清晰或微浑的浆膜腔积液标本。可在低倍镜下直接计数细胞总数和有核细胞数量。

（二）稀释计数法

如浑浊的浆膜腔积液标本，可用稀释液稀释后再做细胞总数计数或有核细胞计数，结果应乘以稀释倍数。

临床意义：漏出液中细胞少常不超过 100×10^6/L，如果超过 500×10^6/L，多为渗出液。化脓性渗出液细胞数常高于 1000×10^6/L，结核性与癌性积液中通常超过 200×10^6/L。

二、白细胞分类（LD）

浆液沉淀物涂片经瑞特染色后进行分类。漏出液中细胞较少，以淋巴细胞及间皮细胞为主。渗出液则细胞较多，因病因不同，出现多种细胞。各种细胞增多的临床意义如下。

（一）中性分叶核粒细胞

中性分叶核粒细胞常见于化脓性渗出液，细胞总数也常超过 1000×10^6/L。在结核性浆膜腔炎早期，也可见以中性粒细胞增多为主的渗出液。

（二）淋巴细胞

淋巴细胞主要见于慢性炎症，如结核、梅毒、肿瘤或结缔组织病的渗出液中，有条件可同时测定胸腔积液及外周血中的 T 淋巴细胞，如胸腔积液中的 T 淋巴细胞增多，外周血中的 T 淋巴细胞减少，且两者之比大于 1 时，可提示为肿瘤、结核、结缔组织病等特异性胸（腹）水。在患慢性淋巴细胞白血病、乳糜胸腔积液时淋巴细胞亦增多。若在胸腔积液中见到大量浆细胞样淋巴细胞可能是增殖型骨髓瘤。

（三）嗜酸性粒细胞

嗜酸性粒细胞常见于变态反应和寄生虫病的渗出液中。在多次反复穿刺刺激、人工气胸、手术后积液、结核性渗出液的吸收期、系统性红斑狼疮、充血性心力衰竭、肺梗死、霍奇金病、间皮瘤等的积液中，嗜酸性粒细胞亦增高。

三、红细胞计数（RBC）

因穿刺时往往都有损伤，所以任何积液中均可能有少量红细胞。大量红细胞出现可见于出血性渗出液、恶性肿瘤、肺栓塞、结核病等。

四、胆固醇结晶

胆固醇结晶可见于陈旧性胸腔积液中脂肪变性及胆固醇性胸膜炎的胸腔积液中，浆膜腔出血后可见到含铁血黄素颗粒。

五、寄生虫

可将乳糜样浆膜腔积液离心沉淀后，将沉淀物倒在玻片上检查有无微丝蚴。包虫病患者胸腔积液可以查出棘球蚴的头节和小钩。阿米巴的积液中可以找到阿米巴滋养体。

第六节　细胞学检查

一、间皮细胞

在良性病变的积液中，常见间皮细胞成团脱落，细胞团由数个至数十个细胞组成。呈单层扁平状，铺成鹅卵石样疏松排列。细胞间可见空隙，这可能与间皮细胞表面的微绒毛或小泡等超微结构有关。细胞核的形态、大小较为一致。退变细胞呈印戒状，易误诊为癌细胞。间皮细胞增多表示浆膜受到刺激或受损，如心脏移植、心脏瓣膜置换术、结核病并发积脓、风湿性及慢性恶性积液中。

二、组织细胞

组织细胞胞浆染色较淡，有时呈泡沫状。核较间皮细胞的核略小，典型者呈肾形，核膜较不明显。有时细胞内含有被吞噬的异物颗粒、脂肪颗粒，脂肪染色呈阳性，用中性红或詹纳斯绿 B 做活体染色时为阳性，而间皮细胞和癌细胞为阴性。在炎症情况下，大量出现中性粒细胞时，常伴随组织细胞出现。

三、浆细胞

在慢性炎症和肿瘤时，涂片中可见浆细胞。

四、红斑狼疮细胞

系统性红斑狼疮可引起胸膜腔积液，常为渗出液，涂片偶可找到红斑狼疮细胞。

五、肿瘤细胞

肿瘤细胞检查主要靠形态学观察，在诊断的敏感性与准确性上还不够。近年有学者发现不同的生物细胞内不同的成分对某些荧光物有选择性地摄取和结合。采用一定波长的光线进行辐照后可产生不同的荧光反应，利用这一特性在临床上可用来分辨体液内正常细胞和肿瘤细胞以提高阳性检出率。有研究发现血卟啉荧光法（HOF）具有高灵敏度和准确性，方法简易，最适合于体液肿瘤细胞检查。其原理为当给予血卟啉类物质，正常细胞与肿瘤细胞均摄取，前者排泄快，而后者排泄慢，加之肿瘤细胞本身缺乏产生卟啉以致需要大量摄取外源性卟啉。浆膜腔积液是肿瘤细胞的主要来源。

积液中98%以上的癌细胞是转移性的，原发性恶性间皮瘤较少见。当内脏恶性肿瘤侵及浆膜淋巴管、毛细血管或引起循环障碍，或直接浸润浆膜，或合并感染而引起浆膜炎症时，积液中脱落的癌细胞较少或无癌细胞；当肿瘤穿破器官浆膜表面，直接暴露于浆膜腔并广泛种植时，积液内会出现大量癌细胞。

肿瘤性胸腔积液最常见的是原发性肺癌，尤以周围型肺癌易侵犯胸膜，其次是乳腺癌和肺的转移性癌。来自纵隔淋巴结的恶性肿瘤及原发性恶性间皮瘤等较少见。

腹水肿瘤细胞，常见于胃癌、大肠癌及卵巢癌。其次是肝癌、胆囊癌及胆管癌。子宫体癌、原发性恶性间皮瘤、肝转移性癌及腹腔淋巴结的淋巴肉瘤则较少见。心包腔积液常由中央型肺癌累及心包膜。心包膜恶性间皮瘤较少见。纤维肉瘤、横纹肌肉瘤、平滑肌肉瘤，骨肉瘤及恶性黑色素瘤等广泛播散至浆膜均可引起积液，但极为罕见。浆膜腔积液中检出肿瘤细胞，是诊断原发性或转移性肿瘤的重要依据。

参考文献

[1]于涛，王晓辉，孙红涛，等．临床检验实用指南[M]．石家庄：河北科学技术出版社，2015.

[2]王长奇，陈燕萍，马连学，等．临床检验与输血诊疗手册[M]．长沙：中南大学出版社，2010.

[3]王晓春．临床分子生物学检验实验指导[M]．3版．北京：人民卫生出版社，2012.

[4]王谦．检验医学手册[M]．济南：山东科学技术出版社，2016.

[5]石同才．临床检验诊断手册[M]．北京：人民军医出版社，2011.

[6]朱中梁．检验医学与临床[M]．昆明：云南科技出版社，2014.

[7]刘凤奎，刘贵建．临床常用检验与诊断速查[M]．北京：北京科学技术出版社，2010.

[8]刘成玉，林发全．临床检验基础[M]．3版．北京：中国医药科技出版社，2015.

[9]刘馨，关有良，刘洪新．医学检验的临床分析[M]．北京：人民军医出版社，2011.

[10]熊立凡，刘成玉．临床检验基础[M]．4版．北京：人民卫生出版社，2007.

[11]胡翊群，胡建达．临床血液学检验 [M]．2版．北京：中国医药科技出版社，2010.

[12]张吉才，刘久波，朱名安．实用检验医学手册[M]．武汉：华中科技大学出版社，2018.

[13]张秀明，李炜煊，陈桂山．临床检验标本采集手册[M]．北京：人民

军医出版社，2011.

[14]张德，李继广，赵庆昌. 临床检验师手册[M]. 北京：化学工业出版社，2010.

[15]陈文明，王学锋. 临床血液与检验学[M]. 北京：科学出版社，2016.

[16]陈均平，吕洋，胡小倩. 临床检验诊断[M]. 天津：天津科学技术出版社，2013.

[17]季国忠，张小勇. 临床检验诊断解析[M]. 南京：江苏科学技术出版社，2011.